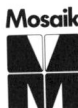

Mosaik

Hans-Ulrich Wittchen

Wenn Angst krank macht

Störungen erkennen, verstehen und behandeln

Mosaik Verlag

Der Autor

Professor Dr. Hans-Ulrich Wittchen, Jahrgang 1951, ist Leiter der Klinischen Psychologie und Epidemiologie am Max-Planck-Institut für Psychiatrie in München und neben seiner Lehrtätigkeit an der Universität München Berater der Weltgesundheitsbehörde. Er ist Verfasser und Herausgeber zahlreicher Publikationen zur Entstehung von Angst, Depression und anderen psychischen Störungen.

Das vorliegende Buch basiert in vielen Teilen auf dem von H.-U. Wittchen, M. Bullinger-Naber, M. Dorfmüller, I. Hand, S. Kasper, H. Katschnig, M. Linden, J. Margraf, H.-J. Möller, D. Naber, W. Pöldinger und A. van de Roemer verfaßten *HEXAL-Ratgeber Angst* (Karger Verlag, Basel).

Bildnachweis: Pharmacia & Upjohn GmbH: 28, 29; Spiegel-Verlag, Hamburg: 16

Redaktion: Monika König
Lektorat: Christine Schrödl
Umschlaggestaltung: Martina Eisele
Umschlagfoto: Tony Stone, Bilderwelten/Harald Pfeiffer

Der Mosaik Verlag ist ein Unternehmen
der Verlagsgruppe Bertelsmann

© 1997 Mosaik Verlag GmbH, München / 5 4 3 2
Satz: Alinea GmbH, München
Druck und Bindung: Alcione, Trento
Printed in Italy
ISBN 3-576-10768-1

Inhalt

Vorwort

Angsterkrankungen sind weitverbreitete Störungen. Beinahe 20 Prozent haben schon einmal im Verlauf ihres Lebens während längerer Zeit unter Angst gelitten. Viele Betroffene sprechen aus Scham, Unsicherheit und Unwissen nicht oder nur versteckt über ihre Angstprobleme und kommen deshalb oft erst in Behandlung, wenn bereits vielfältige Komplikationen aufgetreten sind. Dabei können Angsterkrankungen in der Regel gut behandelt werden – gerade wenn man sie frühzeitig erkennt.

Dieser Ratgeber wurde von Ärzten und Psychologen geschrieben, die in der Diagnostik und Therapie von Angsterkrankungen langjährige Erfahrungen besitzen. Wir wollen Betroffenen und auch ihren Angehörigen einige grundlegende Informationen neuesten Forschungsstandes über Angst im allgemeinen und Angsterkrankungen im besonderen vermitteln. Darüber hinaus informieren wir über die Diagnostik und verschiedene Behandlungsmöglichkeiten – von der Selbsthilfe über die Psychotherapie bis hin zur medikamentösen Therapie. Unser Ziel ist, nicht nur eine Hilfe zur Selbsthilfe zu geben, sondern Ihnen auch – wenn notwendig – ein erstes Gespräch mit Ihrem Arzt oder Psychologen über Ihre Probleme zu erleichtern.

Im Unterschied zu vielen anderen Publikationen erteilt unser Buch Ratschläge, die sich auf die allgemeine Routineversorgung von Angsterkrankungen durch den Allgemeinarzt, Psychiater, Psychologen und Psychotherapeuten beziehen. Diese Regelversorgung wird zumeist über Ihren Krankenschein abgerechnet; bei Psychologen sind allerdings manchmal Sondervereinbarungen zu beachten. Sogenannte wissenschaftliche Außenseiter-Verfahren, wie sie von Heilpraktikern und anderen nicht an der Regelversorgung beteiligten Therapeuten unterschiedlichster Ausrichtung vertreten werden, bleiben bewußt unberücksichtigt.

Noch einige Anmerkungen zum Gebrauch dieses Buches: Es ist hilfreich, den ersten Teil – »Was Sie allgemein über Angst wissen sollten« – als erstes sorgfältig durchzuarbeiten. Hier wird Ihnen Wissen vermittelt, das Ihnen hilft, eine neue Einstellung zur Angst und zu Ihren Angstproblemen zu gewinnen.

Der zweite Teil – »Was Sie über Angsterkrankungen wissen sollten« – informiert Sie über die häufigsten Angsterkrankungen, wie man sie erkennt und unterscheidet.

Im dritten Teil – »Die Behandlung von Angststörungen« – stellen wir kurz die verschiedenen Therapiemöglichkeiten vor.

Die speziellen Ängste im Zuge von Krankheit, Unfall und medizinischer Behandlung sind Thema des vierten Teils.

Im Anhang schließlich finden Sie neben Hinweisen auf Literatur und nützliche Adressen einen Diagnosefragebogen, der Ihnen eine erste Selbsteinschätzung ermöglicht.

Mit den Firmen HEXAL AG / Neuro Hexal GmbH haben wir Förderer gefunden, die es uns ermöglichen, dieses Werk zu einem günstigen Preis anzubieten.

Was Sie allgemein über Angst wissen sollten

Was ist eigentlich Angst?

**Angst »an sich«
ist ein normales
Gefühl, das bei
allen Menschen
auftritt**

Angst ist ein grundlegendes und normales Gefühl – genauso wie zum Beispiel Zorn, Wut, Freude oder Traurigkeit. Angst ist also eine natürliche und in unserem Organismus biologisch fest angelegte Reaktion, die bei allen Menschen auftritt. Angst in Form von körperlichen Veränderungen, ängstlichen Gedanken und Gefühlen sowie ängstliches Verhalten tritt zumeist in Situationen auf, die wir als bedrohlich, ungewiß und unkontrollierbar empfinden. Angst wird in der Regel als unangenehm erlebt, ist aber trotz der oft gleichzeitig ablaufenden körperlichen Veränderungen in keiner Weise gefährlich.

**Angstgefühle
entstehen aus
vielerlei Gründen
und zeigen sich
in den unter-
schiedlichsten
Formen**

Ängste und Angsterlebnisse begleiten uns in verschiedenen Formen von der frühen Kindheit bis zum Lebensende. Während bestimmter Phasen unserer Entwicklung treten Ängste normalerweise fast immer auf, zum Beispiel die Angst vor Fremden (das sogenannte Fremdeln) im Kleinkindalter. Einige der grundlegenden Ängste, die alle Men-

schen teilen, sind die Furcht vor Krankheit, Schmerzen, Dunkelheit, Einsamkeit, Trennung und Verlust.

Fast alle Menschen haben vermutlich auch schon einmal plötzliche Angst-Schreck-Reaktionen erlebt, zum Beispiel in einer gefährlichen Situation im Straßenverkehr. Charakteristisch ist hier das plötzliche Auftreten von Angst mit starkem Herzklopfen, dem Gedanken, noch einmal davongekommen zu sein, und dem Gefühl, erst einmal aussteigen zu müssen, um wieder zur Ruhe zu kommen.

Allgemein bekannt sind auch Angstgefühle vor unangenehmen Situationen, zum Beispiel die Angst vor einer schwierigen Prüfung. Hier tritt die Angst lange vor der eigentlichen Situation auf und ist eher durch die furchtsame Erwartung, zum Beispiel zu versagen, gekennzeichnet als durch tatsächliche Erfahrungen.

Viele Menschen kennen auch – vor allem in schwierigen Lebenslagen – die wochen- oder monatelang anhaltenden Gefühle der Sorge sowie ängstliche Befürchtungen, zum Beispiel daß den Kindern etwas zugestoßen ist oder daß die berufliche oder finanzielle Lage ausweglos erscheint. Hier wechseln die Inhalte von Angst oft schnell, der Schlaf ist gestört, und vielfältige körperliche Beschwerden wie Herzrasen oder Schweißausbrüche und körperliche Unruhe nehmen überhand.

Wieder andere Menschen erleben häufig scheinbar unerklärliche und plötzlich auftretende panische Angst, die kaum auszuhalten ist.

Weniger bekannt ist, daß nicht nur Faktoren aus der Umwelt, innere Belastungen und konkrete Gefahrensituationen Angstreaktionen auslösen können, sondern auch Körperempfindungen: Atembeschwerden, Erstickungsgefühle, Flimmern vor den Augen, Taubheits- oder Kribbelgefühle, die mit der Angst, an einer schweren körperlichen Erkrankung zu leiden, verknüpft sind.

An diesen Beispielen sehen wir, daß Angst nicht nur viele Gesichter hat, sondern auch auf vielen verschiedenen Ursachen beruhen kann, zum Beispiel gefährliche Situationen, belastende Erlebnisse, Lebenskrisen und Sorgen. Ängste und Angsterkrankungen können aber auch im Zusammenhang mit körperlichen Störungen auftreten. Als Beispiele seien hier die Angstbeschwerden bei einer Überfunktion der Schilddrüse oder bei einer Herzerkrankung genannt. So etwas kommt zwar nur selten vor, dennoch sollten auch diese möglichen Ursachen von Angstbeschwerden bei einer ärztlichen Untersuchung immer abgeklärt werden.

Die meisten Ängste werden jedoch im Laufe unseres Lebens erlernt. Das heißt, daß bereits ein unangenehmes oder beängstigendes Erlebnis dazu führen kann, daß man von diesem Tag an ähnlichen Situationen aus dem Weg geht oder sie mit massiven Angstbeschwerden durchleidet. Ein Fallbeispiel soll das verdeutlichen.

Sprechen Sie über Ihre Angstbeschwerden mit Ihrem Hausarzt, denn sie können auch durch bestimmte Krankheiten ausgelöst worden sein

Ängste werden auch häufig »gelernt«

Ein Fallbeispiel

Herr H. blieb im vergangenen Jahr auf dem Weg zu seinem im sechsten Stock gelegenen Büro allein im Aufzug stecken. Es handelte sich um eine kleine 5-Personen-Kabine aus den fünfziger Jahren. Er beschreibt: »Plötzlich gab es zwischen dem zweiten und dritten Stock einen Ruck, das Licht ging aus, und die Kabine blieb stecken. Ich hielt mich er

11

schreckt an der Rückwand fest und dachte mir: ›O Gott, das muß gerade mir passieren.‹ Als erstes fiel mir auf, daß die gewohnten Geräusche wegblieben. Dies empfand ich irgendwie als bedrohlich. Die Zeit schien plötzlich stehengeblieben zu sein. Meine Gedanken kreisten wahnsinnig schnell um Fragen wie: ›Wann geht es weiter? Wie lange dauert denn das? Merkt denn überhaupt keiner, daß ich hier festsitze? Werde ich überhaupt wieder befreit?‹ Dann nahm ich wieder die Dunkelheit wahr und dachte, daß möglicherweise keine Luft in den Aufzug kommt, und ich bekam plötzlich Angst zu ersticken. Ich hatte gleichzeitig das Gefühl, schlechter atmen zu können, mein Herz begann zu jagen, und es kam mir der Gedanke, ich könnte einen Herzanfall erleiden. Ich begann schrecklich zu schwitzen und merkte, daß meine Hände zitterten; meine Knie wurden weich. Das alles dauerte eine Ewigkeit.«

Herr H. war – wie sich später herausstellte – aufgrund eines neunzig Sekunden dauernden Stromausfalls tatsächlich nur kurz eingeschlossen gewesen. Neunzig Sekunden später funktionierten Licht und Ventilation wieder, und der Aufzug fuhr weiter. Im Anschluß an dieses Erlebnis stellte Herr H. fest, daß sich sein Verhältnis zum Aufzugfahren grundlegend geändert hatte: »Ich reagiere jetzt schon von vornherein immer mit einer gewissen Aufgeregtheit oder mit Angst, wenn ich Aufzug fahren muß. Wenn ich morgens allein vor dem Aufzug stehe, ist es besonders schlimm. Wenn andere dabei sind, geht es besser. Auch mit dem Aufzug zu meiner Wohnung ist es jetzt schon schwierig. Manchmal gehe ich vorsichtshalber auch zu Fuß.«

Aus einem ehemals ganz unproblematischen alltäglichen Vorgang ist für Herrn H. aus unserem Fallbeispiel eine Situation entstanden, in der er fast automatisch mit angstvollen Gedanken und Befürchtungen, Angstbeschwerden sowie ängstlicher Anspannung reagiert. Zudem hat sich die Angst auf ähnliche Situationen übertragen. Das alles führt dazu, daß Herr H. nach Möglichkeit das Aufzugfahren ganz vermeidet.

Warum haben wir Angst?

Aber warum und wozu haben wir überhaupt Angst? Warum können wir uns manchmal kaum gegen diese Empfindungen wehren?
Während unserer Entwicklungsgeschichte prägte sich die Angst zu einer Reaktion mit hohem Überlebenswert aus. Als die Menschen noch in der freien Natur lebten, war Angst lebensnotwendig als Vorbereitung auf Flucht oder Kampf. Ein gewisses Ausmaß an

Angst ist auch heute noch als sogenannte Alarmreaktion und als Alarmsignal sinnvoll. Wenn beispielsweise beim Überqueren einer Straße plötzlich ein Auto laut hupend mit großer Geschwindigkeit auf Sie zukommt, läßt Sie diese automatische, also unbewußte Angstreaktion rasch zur Seite springen und rettet Ihnen so möglicherweise das Leben.
Die typischen und oft extrem schnell eintretenden körperlichen

Angst bereitet den Körper auf schnelles Handeln, auf Flucht oder Verteidigung vor

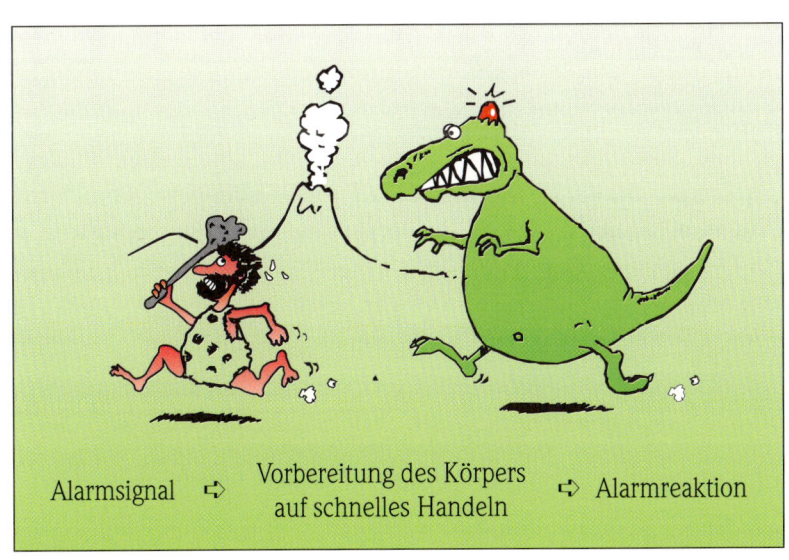

Alarmsignal ⇨ Vorbereitung des Körpers auf schnelles Handeln ⇨ Alarmreaktion

Angst ist lebens-
notwendig, doch
kommt es wie
überall auf die
Dosis an. Über-
starke Angst
schränkt ein
und lähmt

Veränderungen, die mit Angst verbunden sind, dienen der Vorbereitung des Körpers auf schnelles Handeln: beispielsweise rasch wegzulaufen, wenn man einen möglicherweise lebensgefährlichen Fehler gemacht hat. Dabei erhöht sich unter anderem extrem schnell die Herztätigkeit, und die Muskeln werden angespannt, so daß man dem Gefahrenbereich blitzschnell entkommen kann.

Ein weiterer wichtiger Nutzen der Angst besteht darin, daß sie ein Alarmsignal darstellt, das den Organismus warnt und die Aufmerksamkeit erhöht. Nähern wir uns gefährlichen Situationen, zum Beispiel beim Bergsteigen, in einer entscheidenden Prüfung oder beim Autofahren auf Glatteis, so sendet unser Körper Signale aus, die uns vor lebensgefährlichen Handlungen bewahren. Zum Beispiel klopft unser Herz schneller, und wir verhalten uns aufmerksamer, vorsichtiger und konzentrierter. Vor Prüfungen bringt uns nicht zuletzt die Angst dazu, uns ausreichend vorzubereiten.

Wenn die Angst allerdings ein gewisses Ausmaß überschreitet, bringt sie mehr Nachteile als Vorteile mit sich. Überstarke Angst schränkt unser Denken und Handeln ein und verringert beispielsweise die Konzentrationsfähigkeit. Darüber hinaus kann uns sehr große Angst in brenzligen Situationen auch gefährden, wenn sie zu unüberlegten »panischen« Kurzschlußreaktionen führt.

Nützliche Seiten der Angst

▶ Angst warnt uns und läßt uns schneller und besser Gefahren erkennen.

▶ Angst macht uns vorsichtig und läßt uns überlegter reagieren.

▶ Angst gibt uns Kraft, Energie und Ausdauer, um Gefahren zu entkommen.

▶ Angst beschleunigt unsere Reaktionen.

▶ Äußerlich sichtbare körperliche Angstsignale helfen der Umwelt zu erkennen, daß wir in Not sind.

Angst- und Streßreaktionen

Sicher ist schon deutlich geworden, daß Angstreaktionen sich in vielen Aspekten gleichsetzen lassen mit etwas, was wir im Alltagsleben auch als Streß kennen. Um Angst besser zu verstehen und erfolgversprechender behandeln zu können, ist es demnach notwendig, auch auf das Phänomen »Streß« einzugehen.

Jeden Tag erleben wir eine Vielzahl mehr oder minder starker Belastungen (Straßenverkehr, Ärger am Arbeitsplatz), in der Umgangssprache »Streß« genannt, die manchmal bewußt (»Es wird mir alles zuviel!«), öfter aber unbemerkt körperliche Reaktionen auslösen.

Wie die Graphik zeigt, kommt es bei jeglicher Belastungssituation (zum Beispiel Schreck, erzwungene Konzentration, Wut, Ärger, Überarbeitung) schnell und automatisch zu einem Anstieg vieler Körperreaktionen, etwa zu einer Erhöhung der Herzfrequenz und zu einer Anspannung der Muskulatur. Das Ausmaß dieses Erregungsanstiegs ist dabei in erster

Das Ausmaß von Streß- und Angstreaktionen ist einerseits von unseren Gedanken, andererseits von unserer allgemeinen Anspannung abhängig

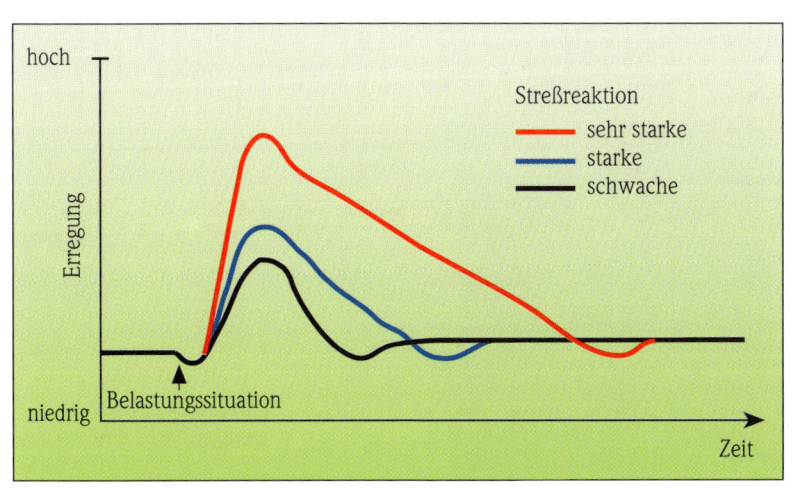

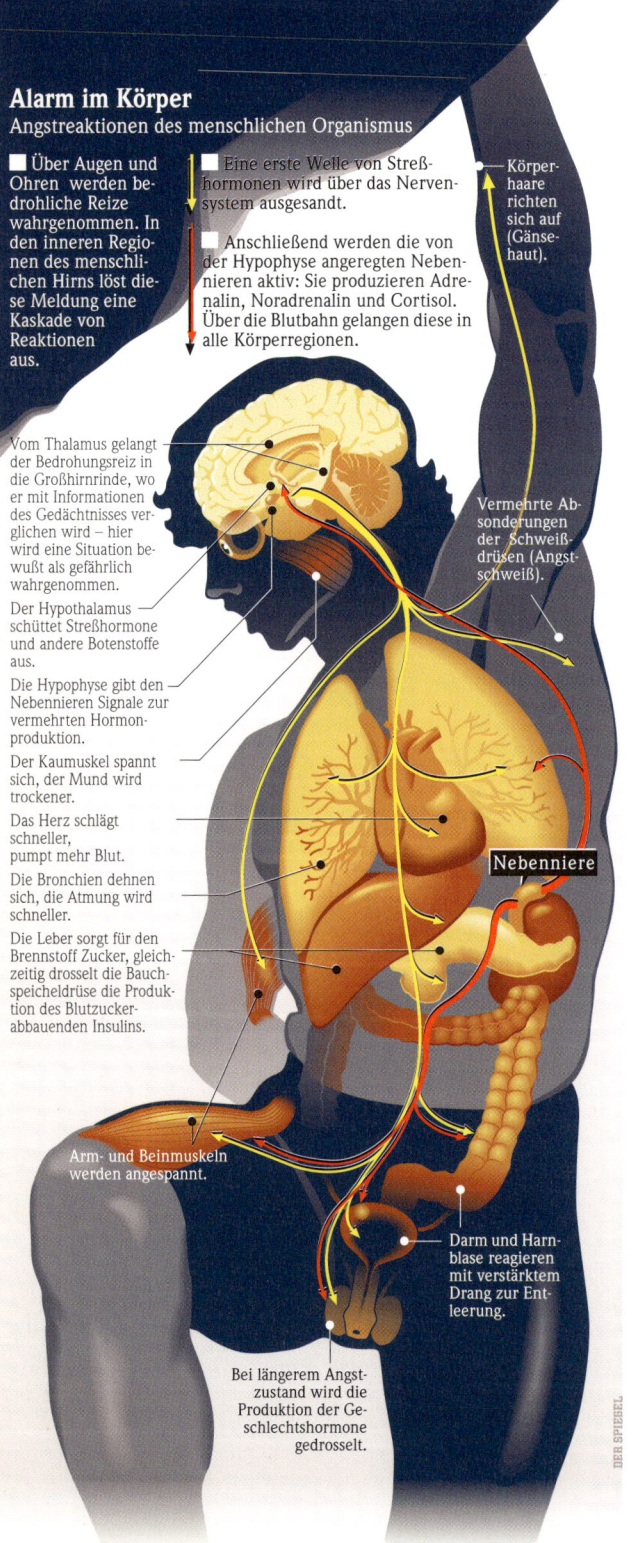

Alarm im Körper
Angstreaktionen des menschlichen Organismus

■ Über Augen und Ohren werden bedrohliche Reize wahrgenommen. In den inneren Regionen des menschlichen Hirns löst diese Meldung eine Kaskade von Reaktionen aus.

■ Eine erste Welle von Streßhormonen wird über das Nervensystem ausgesandt.

■ Anschließend werden die von der Hypophyse angeregten Nebennieren aktiv: Sie produzieren Adrenalin, Noradrenalin und Cortisol. Über die Blutbahn gelangen diese in alle Körperregionen.

→ Körperhaare richten sich auf (Gänsehaut).

Vom Thalamus gelangt der Bedrohungsreiz in die Großhirnrinde, wo er mit Informationen des Gedächtnisses verglichen wird – hier wird eine Situation bewußt als gefährlich wahrgenommen.

Der Hypothalamus schüttet Streßhormone und andere Botenstoffe aus.

Die Hypophyse gibt den Nebennieren Signale zur vermehrten Hormonproduktion.

Der Kaumuskel spannt sich, der Mund wird trockener.

Das Herz schlägt schneller, pumpt mehr Blut.

Die Bronchien dehnen sich, die Atmung wird schneller.

Die Leber sorgt für den Brennstoff Zucker, gleichzeitig drosselt die Bauchspeicheldrüse die Produktion des Blutzuckerabbauenden Insulins.

Vermehrte Absonderungen der Schweißdrüsen (Angstschweiß).

Nebenniere

Arm- und Beinmuskeln werden angespannt.

Darm und Harnblase reagieren mit verstärktem Drang zur Entleerung.

Bei längerem Angstzustand wird die Produktion der Geschlechtshormone gedrosselt.

Linie abhängig von der Stärke der Belastung, das heißt von unserer Einschätzung ihrer Bedrohlichkeit – also unseren Gedanken. Aber auch unser allgemeines Befinden, das heißt unsere Anspannungslage, spielt eine Rolle.

Starke Belastungssituationen führen in der Regel zu stärkeren Streßreaktionen, geringere Belastungssituationen zu automatisch ablaufenden, schwachen Streßreaktionen, die wir oft überhaupt nicht bewußt wahrnehmen. Diese Erhöhung der körperlichen Anspannung dient vor allen Dingen der Vorbereitung des Körpers auf schnelles Handeln. Sobald also die Belastung nachgelassen hat oder deren Ursache bewältigt ist, fällt unsere Erregung langsam wieder ab. Wie Sie anhand der Grafik auf Seite 15 ersehen, dauert dies bei starken Streßreaktionen eher länger, bei schwachen Streßreaktionen erfolgt die Rückkehr zum normalen Erregungsniveau sehr schnell.

Wie die nebenstehende Abbildung zeigt, bestehen diese Streßreaktionen aus einer langen Kaskade von körperlichen Vorgängen, bei denen unsere körpereigenen Botenstoffe und Streßhormone eine entscheidende Rolle spielen.

Fast alle Streßreaktionen dauern meist nur kurz an und werden aufgrund der in unserem Körper angelegten Steuerungsvorgänge automatisch und spontan wieder heruntergeregelt. Streßreaktionen, ebenso wie Angstreaktionen, halten also nie auf hohem Niveau »ewig« an; selbst wenn wir nichts tun, nehmen sie nach kurzer Zeit wieder ab.

Jeder von uns erlebt jeden Tag fortwährend unzählige kleinere und größere Belastungssituationen. Manche sind eher kurz, wie zum Beispiel Schreckreaktionen beim Autofahren, und manche dauern länger an, zum Beispiel wenn wir in großer Besorgnis auf eine möglicherweise schlechte Nachricht warten. Wichtig für unser Verständnis von Angst ist nun, daß wir erkennen, daß ein und dieselbe Belastung unterschiedlich intensiv erlebt werden

kann. Abhängig vom jeweiligen Zustand des Organismus fallen die Streßreaktionen und deren Empfindung unterschiedlich stark aus. Die Graphik unten auf der Seite zeigt drei verschieden ausgeprägte Belastungssituationen: starke, schwache und sehr starke. Im linken Teil des Bildes treten sie auf, wenn unser Organismus und unsere innere Haltung ausgeglichen sind, wenn also die allgemeine Anspannung niedrig ist. Wir sehen, daß die ersten zwei Belastungssituationen zwar eine Erhöhung der Erregung verursachen, aber keineswegs auf unangenehme Art, da die Schwelle zum Angsterleben nicht erreicht wird. Erst bei der dritten (starken) Belastungssituation – denken Sie zum Beispiel an eine

Streß- und Angstreaktionen werden nach einer gewissen Zeit vom Körper automatisch »heruntergeregelt«

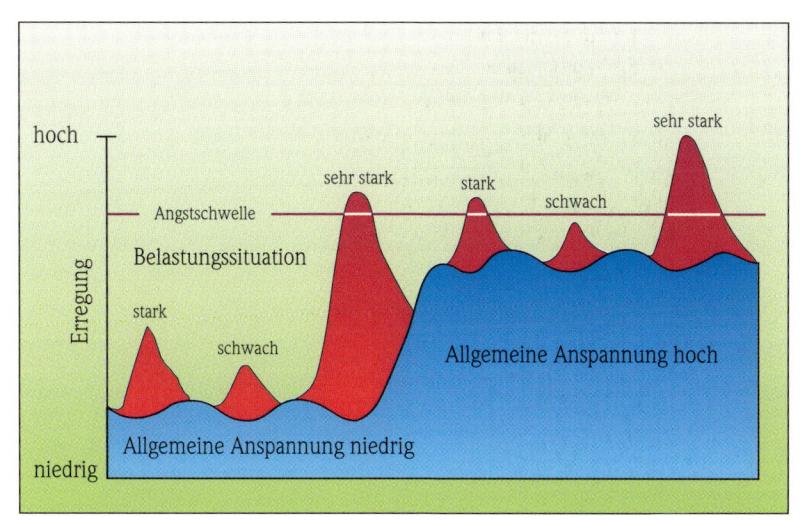

17

Fühlen wir uns ausgeglichen und entspannt, sind Streßreaktionen milder, kürzer und selten unangenehm; fühlen wir uns angespannt und belastet, sind Streßreaktionen stärker, und wir erleben sie als unangenehm

Schreckreaktion beim Autofahren oder an das oben erwähnte Beispiel mit dem Aufzug – kommt es zu einem plötzlichen und so starken Anstieg der Erregung, daß wir dies als unangenehm oder gar als Angst erleben.

Wie Sie im rechten Teil der Graphik erkennen, führen die gleichen Belastungssituationen an Tagen mit allgemeiner hoher Anspannung sehr viel leichter zu Angstreaktionen. An solchen Tagen können die gleichen mittleren oder leichten Belastungssituationen zu unangenehmer gedanklicher und körperlicher Erregung bis hin zur Angst führen.

Manche Menschen jedoch empfinden selbst stärkste Angstreaktionen nicht als belastend oder schrecklich, sondern sogar als anregend und angenehm. Denken Sie zum Beispiel an die Modesportarten Bungeespringen und Autorennen oder an die vielfältigen Nervenkitzel, die man auf den Jahrmärkten erfahren kann. Solche Menschen sind nicht etwa frei von Angst, wie manche annehmen, sondern sie interpretieren die Erregung und Aufregung als neue reizvolle, die normale Lebensroutine unterbrechende positive Erfahrung.

Fassen wir zusammen: Sind wir innerlich ausgeglichen und ist unser Organismus entspannt, zum Beispiel nach einem erholsamen Urlaub, wird möglicherweise die gleiche Belastungssituation eine schwächere Streßreaktion auslösen, die von uns leicht bewältigt werden kann. Bei hoher Anspannung werden wir hingegen bereits bei harmlosen Störungen Ängste und Sorgen empfinden und uns überfordert fühlen. Möglich ist auch, daß unser Körper im Extremfall auf scheinbar unerklärliche Weise »von sich aus« zum Beispiel mit Herzrasen, Schwitzen, Übelkeit oder gar schwerer anfallsartiger Panik reagiert.

Wie äußert sich Angst?

nhand des bisher Gesagten können Sie erkennen, daß Angst stets aus drei Komponenten besteht, die in der Abbildung unten zusammengefaßt sind. Angst besteht immer aus
▶ dem körperlichen Anteil, wie zum Beispiel Herzrasen, Schwitzen und Verspannung der Muskeln,
▶ dem gedanklichen und gefühlsmäßigen Anteil, wie zum Beispiel der Furcht davor, die Kontrolle zu verlieren, einen Herzanfall zu erleiden oder sterben zu müssen, und
▶ dem Verhalten, das Sie in einer solchen Situation zeigen. Sie wenden sich zum Beispiel aus Angst ab, flüchten oder gehen den kritischen Situationen von vornherein aus dem Weg.

Die drei Anteile der Angst treten jedoch nicht immer gleichzeitig und gleich intensiv auf. Manche Menschen nehmen eher die körperlichen Anteile wahr, andere

Die drei Komponenten der Angst: Körper, Gedanken/Gefühle, Verhalten

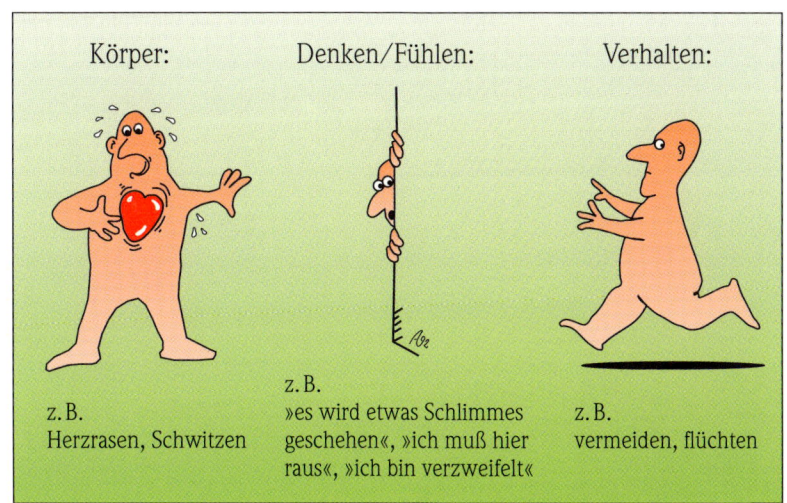

Körper: Denken/Fühlen: Verhalten:

z.B.
Herzrasen, Schwitzen

z.B.
»es wird etwas Schlimmes geschehen«, »ich muß hier raus«, »ich bin verzweifelt«

z.B.
vermeiden, flüchten

19

Jeder Mensch zeigt in bezug auf Angst andere Muster. Wie und wann erleben Sie typischerweise Angst?

Menschen eher die gedanklichen oder die Verhaltensanteile. Alle drei Anteile spielen jedoch sowohl bei der Entstehung als auch bei der Aufrechterhaltung von Angst eine Rolle.

Um nun herauszufinden, wie sich Angst bei Ihnen persönlich ausdrückt, möchten wir Sie bitten, sich kurz daran zu erinnern, wie Sie Angst empfinden. Denken Sie an eine Ihrer letzten Angstsituationen zurück. Vergegenwärtigen Sie sich so genau wie möglich alle Ihre körperlichen Empfindungen, Ihre Wahrnehmungen und Gedanken und wie Sie darauf reagiert haben.

Neben diesen drei Anteilen ist darüber hinaus entscheidend, in welchen Situationen Ihre Angstreaktionen zumeist auftreten. Wenn Sie wollen, können Sie Ihre persönlichen Eindrücke auf einem Blatt Papier niederschreiben. Stellen Sie sich dazu die folgenden Fragen: Was passierte bei mir

▶ körperlich?
▶ gedanklich, gefühlsmäßig?
▶ in bezug auf mein Verhalten?
▶ In welchen Situationen treten meine Angstreaktionen auf?

Was Sie über Angst- erkrankungen wissen sollten

II.

Was sind Angsterkrankungen?

Wir haben dargelegt, daß Angst an sich etwas Notwendiges, Sinnvolles und Normales ist. Das trifft jedoch nicht auf *Angsterkrankungen* zu.

Bei einer Angsterkrankung sind die Angstreaktionen stärker, häufiger, länger und unangemessen. Unangemessen heißt, daß die Angst in Situationen auftritt, in denen die Angstreaktion keine hilfreiche und notwendige Bedeutung hat und eigentlich keine wirkliche Gefahr droht. Wenn dies häufiger passiert, kommt es in der Regel dazu, daß der Betroffene darunter leidet und sich hilflos fühlt. Wichtige Alltagsaktivitäten sind für ihn nicht mehr bewältigbar, und er versucht, der Angst zu entkommen und ihr auszuweichen. Die Vermeidung aller Situationen, in denen die überstarke Angstreaktion auftreten könnte, ist meist die Folge.

Angsterkrankungen sind also extreme Übersteigerungen einer an sich normalen und biologisch festgelegten Reaktion, das heißt, es

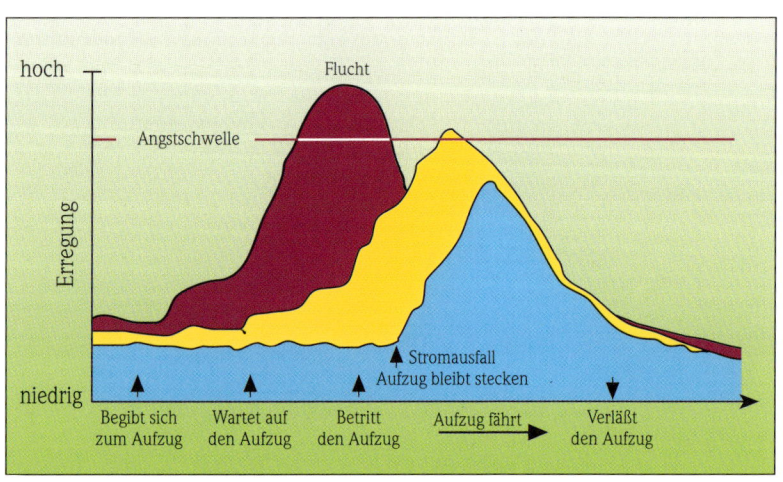

treten Fehlsteuerungen bei der an sich normalen Angst-Streß-Reaktion auf. Aber wie kommt es zu solchen Entgleisungen und Fehlsteuerungen unseres Angst-Streß-Systems?

Je nach Art der Angsterkrankung liegen verschiedene Störungen des Angst-Streß-Systems vor. Denken Sie an das Beispiel von Herrn H., der im Aufzug steckengeblieben ist. Oft führt schon das einmalige Erleben einer derartigen vermeintlichen Gefahr dazu, bereits vor dem Eintreten einer ähnlichen Ausgangssituation eine erhöhte Anspannung oder gar eine furchtsame Erwartung zu entwickeln. Doch wann wird hieraus eine Angsterkrankung, und wie kann das erklärt werden?

Stellen Sie sich zunächst den Ablauf der Ereignisse anhand der Graphik auf Seite 22 vor.

Sie begeben sich zum Aufzug. Nachdem Sie den Knopf gedrückt haben, warten Sie auf den Aufzug. Der Aufzug kommt, und Sie betreten ihn. Während der Aufzug fährt, kommt es nun zum beschriebenen Stromausfall. Der Aufzug bleibt stecken, Licht und Ventilator gehen für neunzig Sekunden aus. Erst dann fährt der Aufzug wieder weiter. Sie verlassen den Aufzug. Der untere blaue Teil der Anspannungskurve zeigt Ihnen, daß Sie beim ersten Mal keinerlei Erregungsanstieg verspüren, wenn Sie den Aufzug betreten. Erst als der Aufzug stockt und dann stehenbleibt, kommt es zu einem Anstieg der Streßkurve, die, sobald der Aufzug weiterfährt und damit die Situation gelöst ist, allerdings relativ schnell wieder abklingt.

Beim nächsten Mal erleben Sie möglicherweise, wie Herr H., daß Sie bereits beim Warten auf den Aufzug eine Unruhe und Nervosität entwickeln. Sie erinnern sich an das Ereignis des Stromausfalls und die unangenehme Streßreaktion. Diese in der gelben Kurve wiedergegebene Erregung kann sich beim Betreten des Aufzugs steigern und legt sich erst, wenn Sie merken, daß der Aufzug fährt, ohne zu stocken und steckenzubleiben. Selbst wenn die Erregung im kritischen Moment ansteigt, klingt sie doch noch während der Fahrt ab, so daß Sie beim Verlassen des Aufzugs keine Spannung mehr spüren. Wiederholen wir diese Situation mehrfach, würde innerhalb von kurzer Zeit die Angstreaktion verschwinden und das Aufzugfahren wieder eine ganz normale Tätigkeit werden.

Erleben wir allerdings die Gedanken an solche Streßreaktionen und Situationen als zu unangenehm, gefährlich und belastend, werden wir dazu neigen, die Situation zu

Bei der Entstehung von allen Angsterkrankungen spielen die übermächtig werdende furchtsame Erwartung und die daraus folgende Neigung zur Vermeidung eine entscheidende Rolle

vermeiden. Dies ist in der braunen Kurve kenntlich gemacht. Der Grund für die Vermeidung ist, daß die Erwartungsangst automatisch eine stärkere Streß- und Angstreaktion vorbereitet. Über unsere Gedanken und Gefühle entwickeln wir schon bei der Vorstellung einer solchen Situation eine überstarke Streßreaktion, obwohl wir uns überhaupt noch nicht in der scheinbar so gefährlichen Situation befinden.

Die Vermeidung der angstauslösenden Situation hat kurzfristig den angenehmen Effekt, daß es nicht mehr zu starken Angstreaktionen kommt. Langfristig machen wir jedoch auch nicht mehr die Erfahrung, daß Aufzugfahren – so unser Beispiel – an sich ungefährlich ist. Die ängstliche Erwartung bleibt also bestehen. Die Befürchtungen, es könnte schlimm werden, kann sich nicht mehr lösen, der Körper bleibt angespannt.

Je länger wir also die Situation vermeiden – und je öfter wir bereits vor der eigentlichen Situation fliehen –, um so mehr steigert sich die Erwartungsspannung. Dies kann dazu führen, daß allein schon beim Gedanken an eine solche Situation massive Angstreaktionen auftreten.

Wann werden wir die Angstreaktion von Herrn H. als Krankheit be-

Vermeidung hat kurzfristig den Effekt einer Entlastung; langfristig verursacht und verschlimmert sie jedoch Angsterkrankungen

zeichnen? Um dies abzuklären, müßten wir Herrn H. zunächst ausführlich dazu befragen, ob seine Ängste im Aufzug unangemessen häufig und lange auftreten. Wenn dies der Fall ist, werden wir weiter prüfen, ob und wie häufig er diese Situationen vermeidet und ob dies in sein Leben eingreift. Nur wenn alle Fragen bejaht werden, sprechen wir im engeren Sinne von einer Angsterkrankung – im Fall von Herrn H. von einer *spezifischen Phobie* vor Aufzügen.

Sollte Herr H. nicht alle diese Merkmale aufweisen, ist es in der Regel erfolgversprechend, Herrn H. über die Gefahr einer zunehmenden Vermeidung aufzuklären und ihn zu ermutigen, soviel wie möglich Aufzug zu fahren. Dies ermöglicht ihm voraussichtlich, ohne spezielle Behandlung zu lernen, daß Aufzugfahren an sich ungefährlich ist. Das häufige tägliche Üben wird seine Angstreaktionen und insbesondere seine Erwartungsangst langsam zum Verschwinden bringen.

Das Beispiel der Angst vor dem Aufzug beschreibt allerdings nur eine spezielle Form der Angsterkrankung, nämlich die spezifische Phobie. Im nächsten Abschnitt wollen wir verschiedene Formen von Angststörungen genauer betrachten.

Ängste werden als Krankheit bezeichnet, wenn sie

- unangemessen intensiv und häufig auftreten,
- zu lange andauern,
- mit einem Verlust der Kontrolle über ihr Auftreten und ihre Dauer verbunden sind,
- dazu führen, daß wir Angstsituationen aus dem Weg gehen, sie vermeiden,
- Einschränkungen im Leben verursachen,
- starkes Leiden verursachen.

Bei Vorliegen aller dieser Merkmale ist meist eine fachliche Beratung oder Therapie angezeigt.

Welche Angststörungen gibt es?

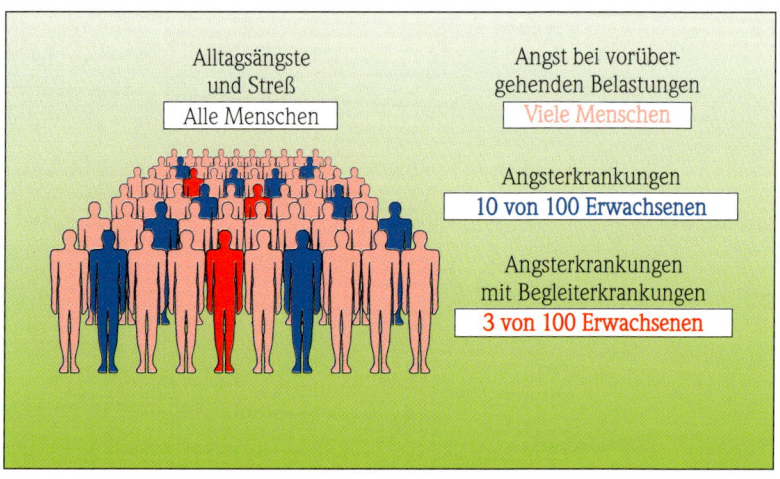

Alltagsängste und Streß
Alle Menschen

Angst bei vorübergehenden Belastungen
Viele Menschen

Angsterkrankungen
10 von 100 Erwachsenen

Angsterkrankungen mit Begleiterkrankungen
3 von 100 Erwachsenen

Die Abbildung verdeutlicht, daß alle Menschen irgendwann in ihrem Leben vorübergehend unter Streß und Alltagsängsten leiden. Hierzu gehören unter anderem Angst vor Umweltbelastungen, Kriminalität und Krieg, Angst vor Verlust des Arbeitsplatzes und vor Krankheit. Sehr viele Menschen erleben außerdem bei vorübergehenden Belastungen eine Mischung aus Verstimmung, körperlichem Unwohlsein und Angstgefühlen, die jedoch mit Abklingen der Lebensbelastungen in der Regel von allein verschwindet. Hierzu gehören meist auch die eingangs besprochenen Ängste im Zusammenhang mit schweren körperlichen Erkrankungen und Unfällen (»Werde ich wieder gesund? Kann ich jemals wieder normal leben?«).

Angsterkrankungen, so wie sie in diesem Buch besprochen werden, treten – vorsichtig geschätzt – insgesamt bei etwa 13 Prozent aller

Erwachsenen und häufiger sogar noch bei Jugendlichen auf.

Über 10 Prozent aller Menschen leiden im Laufe ihres Lebens so stark, häufig und lang andauernd unter Ängsten, daß es zu Vermeidungsverhalten, ausgeprägtem Leiden und deutlichen Einschränkungen im alltäglichen Leben kommt. Wenn dieser Zustand über Jahre andauert, kann es bei manchen Betroffenen auch zu weitergehenden schwerwiegenden Komplikationen und zu Begleiterkrankungen kommen, zum Beispiel zu Medikamenten- oder Alkoholabhängigkeit oder zu einer zusätzlichen depressiven Erkrankung. Dies ist ungefähr bei zusätzlich 3 Prozent aller Menschen der Fall.

Im folgenden werden wir jede dieser Angststörungen kurz beschreiben und zur Verdeutlichung einige Schlüsselmerkmale nennen. Dies soll Ihnen im Sinne einer ersten Selbsteinschätzung helfen zu erkennen, ob Sie möglicherweise unter einer oder mehreren dieser Angsterkrankungen leiden.

Angststörungen sind sehr verbreitete Erkrankungen. Sie lassen sich mittels bestimmter Fragen erkennen

Zur ersten Selbstdiagnose dient auch der Fragebogen ab Seite 82

27

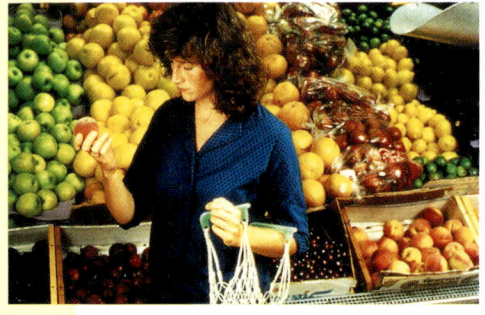

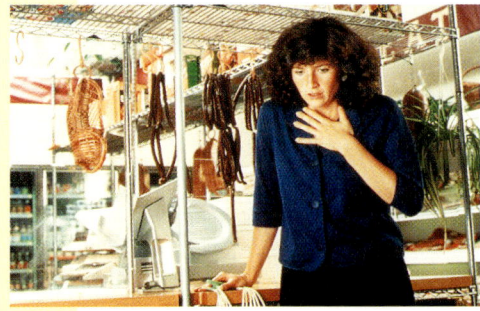

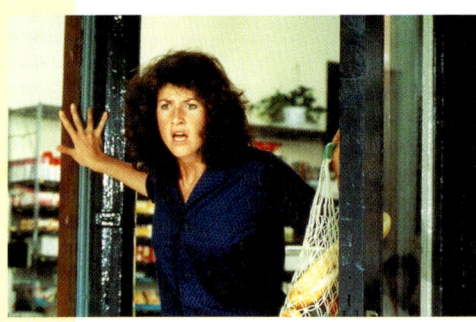

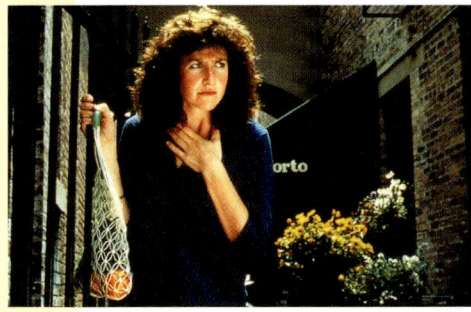

Panikstörung

Zunächst ein Fallbeispiel: Frau S. ist wie jeden Morgen beim Einkaufen, als sie ganz plötzlich ein schreckliches Engegefühl in der Brust spürt und das Gefühl bekommt, nicht mehr durchatmen zu können. Sie greift sich an den Hals und glaubt zu ersticken. Ihr Herz rast immer stärker – wie sie es noch nie erlebt hat. Als es immer schlimmer wird, rennt sie aus dem Geschäft. Die überwältigende Angst ist auf dem Höhepunkt: Frau S. schwitzt, sie kann nicht mehr klar denken, alles kommt ihr weit entfernt und fremd vor. Sie hält sich an einem Gitter fest, weil sie das Gefühl hat, ihre Beine würden gleich versagen. Nur langsam klingen das schreckliche Gefühl und die Beschwerden wieder ab. Unruhe und Angst weichen aber auch in den nächsten Minuten und Stunden nicht mehr ganz. Gedanken wie »O Gott, was war das? Was mache ich nur?« schießen ihr durch den Kopf.

Am gleichen Nachmittag sucht sie ihren Hausarzt auf, der jedoch keine organische Störung findet, die diese Symptome erklären könnte; auch das Elektrokardiogramm (EKG) ist normal. »Frau S., Sie sind vollkommmen gesund«, versichert er ihr. Trotzdem empfiehlt er seiner Patientin Ruhe und Entspannung. Zunächst erleichtert verläßt Frau S. die Praxis. Auf dem Weg nach Hause passiert es beim Überqueren einer kleinen Brücke jedoch wieder: Frau S. wird von Angst überfallen, und diesmal ist es sogar noch schlimmer. Mit Mühe schafft sie nach fast einer Stunde den Weg nach Hause – aufgewühlt und verzweifelt. Zu Hause fühlt sich Frau S. sicher. Bald verläßt sie die Wohnung kaum noch. Wann immer sie es versucht, hat sie das überwältigende Gefühl, es könnte wieder passieren – und kehrt verzweifelt nach Hause zurück.

Zusätzliche ärztliche Untersuchungen helfen nicht weiter. Monatelang bleibt es so, daß sie das Haus ohne Begleitung nicht mehr verläßt. Ihr Mann nimmt ihr zunehmend gereizt alle Erledigungen ab. Nach einiger Zeit wirft er ihr vor, sie sei eine eingebildete Kranke, und es könne so nicht weitergehen.

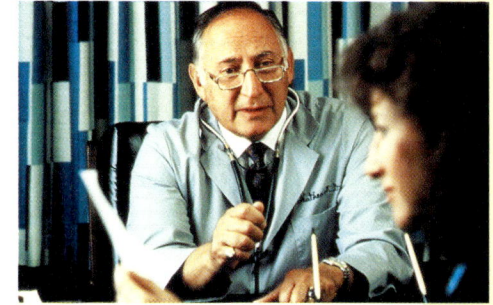

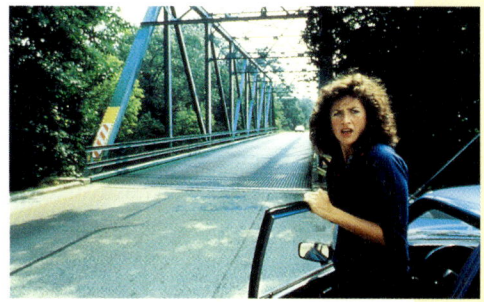

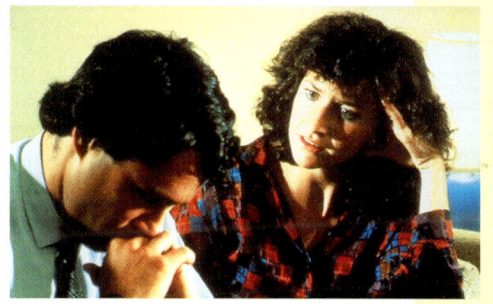

Obwohl Panik-
anfälle oft nur
Minuten dauern,
gehören sie zu
den Störungen,
die das Leben
der Betroffenen
besonders stark
beeinträchtigen

Habe ich eine
Panikstörung?
Beantworten Sie
den Fragebogen
im Anhang

Die Panikstörung ist also an plötzlichen und unerwarteten Panikanfällen zu erkennen. Für die Panikanfälle ist auf den ersten Blick kein eindeutiger Auslöser auszumachen. Die Attacken sind zumeist von vielfältigen körperlichen Symptomen begleitet, die sich innerhalb weniger Sekunden oder Minuten zu einem Höhepunkt steigern. Hierzu gehören zum Beispiel Herzklopfen, Brustschmerz, Erstickungsanfälle und Schwindel. Oftmals haben die Betroffenen dabei auch die Angst, zu sterben oder einen Herzanfall zu erleiden. Panikanfälle sind im Grunde mit einer sehr intensiven Schreck-Angst-Situation vergleichbar – abgesehen davon, daß kein vernünftiger Anlaß zu ermitteln ist. Panikanfälle treten ganz plötzlich, »wie aus heiterem Himmel« auf. Nach einer Panikattacke suchen die Betroffenen oft sofort einen Arzt auf, um zum Beispiel eine Herzerkrankung auszuschließen. In der Regel werden aber auch bei sorgfältigster Diagnostik durch Arzt und Facharzt keinerlei körperliche Erkrankungen festgestellt, die diese Angstattacken erklären. Das Fehlen einer eindeutigen körperlichen Ursache ist allerdings für den Betroffenen keine Beruhigung.

Da viele Ärzte die Diagnose und Behandlung der Panikstörung nicht kennen, bleibt die Mehrzahl der Patienten zunächst über Monate und oft Jahre verunsichert zurück. Aus Angst, eine weitere nicht kontrollierbar erscheinende Panikattacke nochmals zu erleiden, entwickeln Betroffene oft sehr schnell eine schwere Erwartungsangst. Sie vermeiden dann alle möglichen Situationen, die sie als risikoreich einstufen, zum Beispiel Bus und Auto fahren, Einkäufe erledigen oder überhaupt allein aus dem Haus gehen. Ihre

Panikstörungen erkennt man an

▶ plötzlichen, unerwarteten Angstanfällen, für die kein eindeutiger äußerer Anlaß und auch keine organische Erklärung (zum Beispiel Herzerkrankung) zu finden sind;
▶ körperlichen Beschwerden wie Herzklopfen, Herzrasen, Brustschmerz, dem Gefühl zu ersticken, Schwindel und Schwitzen;
▶ wiederkehrenden Gedanken zu sterben, die Kontrolle zu verlieren und einen Herzanfall zu bekommen.

einzige Hilfe besteht meist darin, daß sie von ihrem Arzt Beruhigungsmittel erhalten, die zumindest zeitweise eine Erleichterung bringen, das Problem als solches aber nicht lösen. Im Gegenteil erhöht sich sogar die Gefahr, daß die Panikanfälle chronisch werden und es zur Abhängigkeit von dem Medikament kommt. In solchen Fällen wird das soziale Leben, insbesondere das Familien- und Berufsleben, meist erheblich belastet. Viele Betroffene werden auch aufgrund der Beeinträchtigung ihres Alltags und der Belastung durch die Angst depressiv.

Generalisierte Angststörung

Die generalisierte Angststörung beginnt im Gegensatz zur Panikstörung meist langsam und schleichend – oft im Zusammenhang mit langandauernden Belastungen im Alltag oder körperlichen Erkrankungen. Hier dreht es sich nicht um plötzliche und unerwartete Angstanfälle, sondern die Betroffenen leiden unter wiederkehrenden wochen- oder monatelang andauernden allgemeinen Angstbeschwerden, Sorgen und Befürchtungen. Typisch sind dabei innere Unruhe, ständige Nervosität sowie wiederkehrende eigentlich unrealistische Sorgen, Ängste und Befürchtungen in bezug auf vielfältige Aspekte des Lebens. Deshalb nennen wir sie auch generalisiert. Menschen, die von der generalisierten Angststörung betroffen sind, sorgen sich fast den ganzen Tag darüber, ob beispielsweise dem Ehemann auf dem Weg zur Arbeit, den Kindern in der Schule oder den Verwandten fern von daheim etwas zugestoßen sein könnte, obwohl

Panikstörungen haben unbehandelt ein hohes Risiko, im weiteren Verlauf Depression und Abhängigkeit von Alkohol oder beruhigenden Medikamenten zu erzeugen

Leide ich unter generalisierter Angst? Beantworten Sie dazu den Fragebogen im Anhang

Generalisierte Angst erkennt man an

◗ wochenlang andauernden Sorgen, angstvollen Erwartungen und Befürchtungen oder dem nicht enden wollenden Gefühl drohenden Unheils,

◗ damit einhergehender innerer Unruhe, Schlafstörungen, Verkrampfungen und der Unfähigkeit, sich zu entspannen,

◗ vielfältigen körperlichen Beschwerden wie Schwitzen, Herzrasen, Magenbeschwerden, Übelkeit und Schwindel, für die keine körperlichen Gründe (zum Beispiel eine Schilddrüsenerkrankung) zu finden sind.

dazu kein unmittelbarer Anlaß besteht. Damit einher geht in der Regel das Gefühl drohenden Unheils (»Ich habe immer das Gefühl, gleich passiert etwas Schreckliches«) und das Gefühl, überfordert zu sein (»Es wird mir alles zuviel, ich schaffe das alles nicht mehr«).

In Zusammenhang mit der generalisierten Angststörung treten viele seelische und körperliche Probleme auf, zum Beispiel ängstliche Anspannung, körperliche Unruhe, die Unfähigkeit, sich zu entspannen, Schlafstörungen, Schwindel, Magenbeschwerden, Hitzewallungen, Ein- und Durchschlafstörungen sowie Reizbarkeit.

Sowohl die Sorgen als auch die Beschwerden bilden schnell einen nicht mehr auflösbaren Teufelskreis. So wird zum Beispiel durch Schlafstörungen die normale Regulation vieler körperlicher Funktionen gestört. Diese körperlichen Regulationstörungen lösen am nächsten Tag verstärkte Beschwerden aus, die zu schlimmeren Sorgen Anlaß geben, so daß man wiederum schlecht schläft und so fort.

Menschen, die von dieser Störung betroffen sind, gehen wegen ihrer vielgestaltigen körperlichen Symptome meist viele Male zum Hausarzt und werden oft mit beruhigenden Medikamenten zur Linderung von Schlafbeschwerden und Nervosität behandelt. Die Medikamente beruhigen zumeist kurzzeitig – langfristig helfen sie nicht. Viele Ärzte verbinden die generalisierte Angststörung noch mit dem alten Begriff »Angstneurose« oder »vegetative Dystonie«. Die eigentliche Grunderkrankung – die generalisierte Angststörung – wird oft übersehen, so daß viel Zeit vergehen kann, bis eine erfolgversprechende Behandlung eingeleitet wird.

Die Gefahr besteht, daß die Betroffenen inzwischen von den beruhigenden und angstlösenden Medikamenten oder von Alkohol abhängig werden. Doch sind weder Alkohol noch beruhigende Medikamente allein in der Lage, das Problem der generalisierten Angsterkrankung dauerhaft zu lösen.

Ähnlich wie bei Panikstörungen kann die generalisierte Angsterkrankung häufig in eine Depression einmünden

Ein Fallbeispiel: Generalisierte Angst

Herr H. ist 44 Jahre alt, verheiratet und ein beruflich erfolgreicher Ingenieur. Sein Leben verlief bis vor zwei Jahren ganz normal. Wie auch seine Eltern war er jedoch schon immer ein eher nervöser und etwas selbstunsicherer Mensch. Mutige Entscheidungen zu treffen – sei es im Privatleben oder im Beruf –, das fällt ihm schwer. Auch Veränderungen jeglicher Art beunruhigen ihn: Reisen, unerwartete Ereignisse, neue Kontakte oder neue Verantwortlichkeiten. Aber diese Probleme waren eigentlich nie richtig belastend gewesen.

Alles änderte sich vor zwei Jahren: Herr H. war gerade mit seiner Familie in ein kleines Reihenhaus am Stadtrand gezogen. Damit ging ein langersehnter Wunsch in Erfüllung. Doch begann er plötzlich, sich Gedanken über die mit diesem Umzug verbundene finanzielle Belastung zu machen – allerdings waren diese Sorgen unbegründet. Wirklich problematisch wurde es dann, als ihm sein Arzt anläßlich einer Routineuntersuchung mitteilte, daß er auf seinen Cholesterinspiegel achten müsse, er sei ja nicht mehr der Jüngste. Zwar sagte der Arzt, daß diese leicht erhöhten Werte kein Grund zur Beunruhigung seien, aber nun begann Herr H., sich Tag und Nacht Sorgen über seine Gesundheit zu machen. Wenig später bekam er zudem ein neues berufliches Projekt zugeteilt. Es sei von besonderer Wichtigkeit für die Firma, so wurde ihm gesagt, und man setze Vertrauen in ihn. Diese Herausforderung verschlimmerte alles noch mehr, und nun machte sich Herrn H. fast unablässig Sorgen, ob er all die Anforderungen bewältigen könne. Jede Kleinigkeit regte ihn jetzt auf, und er konnte zu Hause nicht mehr richtig abschalten. Wegen der kleinsten Schwierigkeiten in der Arbeit zerbrach er sich stundenlang den Kopf, er konnte nachts nicht mehr ruhig schlafen und grübelte vor sich hin. Er bekam immer öfter Herzrasen, dazu Magenbeschwerden und hatte auch oft schweißnasse Hände. Selbst wenn er von seinen Vorgesetzten Lob und Anerkennung für seine Leistungen erhielt, ließ er sich nur kurzfristig beruhigen. Schon bald verfiel er wieder ins Grübeln und machte sich Sorgen. Herr H. begann sich zurückzuziehen. Er traute sich nicht einmal, sich seiner Frau zu offenbaren, die immer öfter fragte, was eigentlich los sei. Seine Sorgen, Befürchtungen und Angstzustände, seine Schlafstörungen und körperlichen Beschwerden nahmen Monat für Monat zu. Seine Situation erschien ihm immer auswegloser. Er war in einem Teufelskreis von Sorgen und Angst gefangen und meldete sich krank.

Phobien

Eine Phobie
ist ein ernstes
Leiden. Es ver-
birgt sich mehr
dahinter, als nur
manche Dinge
oder Situationen
eklig oder
unangenehm
zu finden

Allen phobischen Erkrankungen, die im folgenden besprochen werden, sind mehrere Merkmale gemeinsam:

◗ die körperlichen Aspekte der Angst wie Zittern, Herzklopfen und Schwitzen in Erwartung oder beim tatsächlichen Eintreten von bedrohlichen Situationen beziehungsweise beim Anblick des befürchteten Objekts,

◗ die zunehmende Vermeidung dieser oder ähnlicher Situationen sowie

◗ eine Beeinträchtigung des Alltagslebens durch die akute Angst und das Andauern der Störung über längere Zeit, so daß schließlich eine normale Lebensführung nicht mehr möglich ist.

Gerade phobische Störungen werden oft übersehen und vom Betroffenen, aber auch von seinen Angehörigen und vielen Ärzten bagatellisiert. Dies liegt daran, daß fast alle Menschen irgendwelche Dinge »nicht mögen«, sich vor etwas ekeln oder sogar vorübergehend Angst vor etwas empfinden. Denken Sie zum Beispiel an Spinnen oder Schlangen oder daran, vor Unbekannten einen Vortrag halten oder eine Prüfung durchstehen zu müssen oder an ängstliche

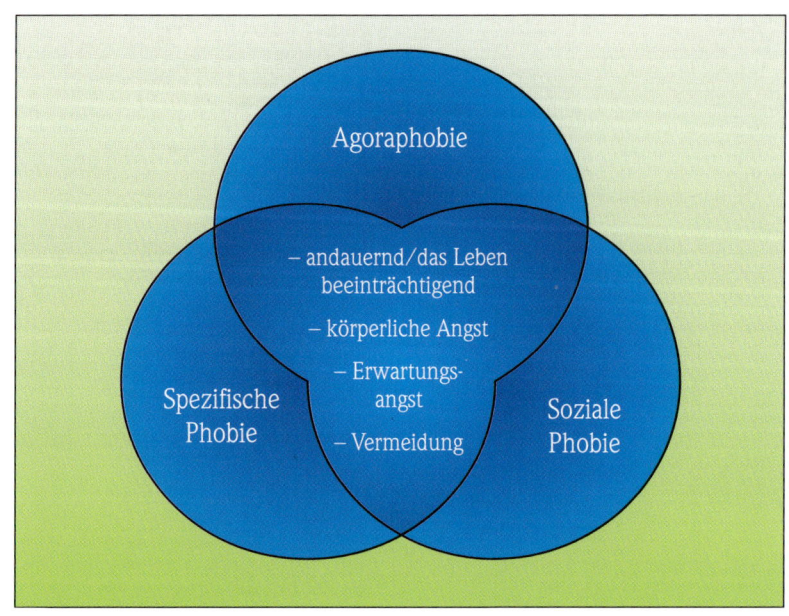

Reaktionen im Kindheitsalter. Da sich im Alltag auch für solche normalen Reaktionen der Begriff »Phobie« eingebürgert hat, neigen viele Ärzte und Angehörige dazu, die ganz anders ausgeprägte Phobie als Krankheit nicht ernst zu nehmen. Es ist also immer zu prüfen, ob es sich nur um eine vorübergehende Angst und Unsicherheit oder eine schon länger andauernde und immer wiederkehrende überstarke Angstreaktion handelt, die die Betroffenen möglicherweise langsam und schleichend dazu bringt, alle derartige Situationen zu vermeiden. Im Zweifelsfall sollten Sie Phobien immer ernst nehmen und gegen sie vorgehen. Denn gerade in den noch leicht erscheinenden Frühphasen der Erkrankung, die oft durch wenige Übungen problemlos zu bewältigen sind, kann eine schlimmere Krankheitsentwicklung abgewendet werden.

Fast alle Phobien beginnen schon vor dem achtzehnten Lebensjahr. Anfangs oft kaum merklich und schleichend, werden über Monate und Jahre immer mehr Lebensbereiche betroffen. Eltern und Freunde, aber auch Ärzte und Psychologen übersehen dies wegen der langsamen und kaum merklichen Weiterentwicklung so lange, bis es zu nicht mehr übersehbaren Einschränkungen und Defiziten und dem Vollbild der Erkrankung ge-

kommen ist. Die Betroffenen selbst sprechen auch aus Scham, Verlegenheit und Unwissenheit nur selten spontan über ihre Angstgefühle.

Agoraphobie

Die Agoraphobie tritt häufig zusammen mit der Panikstörung auf, wie es schon im Fallbeispiel auf Seite 28 beschrieben wurde. Der Begriff »Agoraphobie« schließt das ein, was man früher als Platzangst, also die Angst vor weiten, offenen Plätzen, bezeichnet hat. Das Hauptmerkmal der Agoraphobie ist die Angst vor Situationen, in denen eine Flucht nur schwer möglich oder aber keine Hilfe verfügbar ist. Typische Situationen sind zum Beispiel die Furcht vor weiten Plätzen, großen Menschenmengen, Fahrten in Verkehrsmitteln wie Bus oder Auto oder die Angst, einzukaufen und Schlange zu stehen. Wann immer Betroffene solche Situationen erleben oder sich lediglich vorstellen, es käme so etwas auf sie zu, erleiden sie stets massive Angstreaktionen. Folge ist zumeist, daß die entsprechenden Situationen ganz gemieden werden.

Agoraphobien führen in der Regel erst im Laufe von Monaten und Jahren zu erheblichen Einschränkungen in der Lebensführung, etwa weil das Einkaufen nicht mehr möglich ist und viele Alltags-

Phobien, besonders im Jugendalter, sollten sofort behandelt werden, denn »frische« Phobien sind besser zu bewältigen als alte

Agoraphobien treten bei Frauen doppelt so häufig auf wie bei Männern. Ungefähr 5 Prozent der Bevölkerung leiden im Laufe des Lebens an einer Agoraphobie

Um herauszufinden, ob Sie an einer Agoraphobie leiden, können Sie den Fragebogen im Anhang beantworten

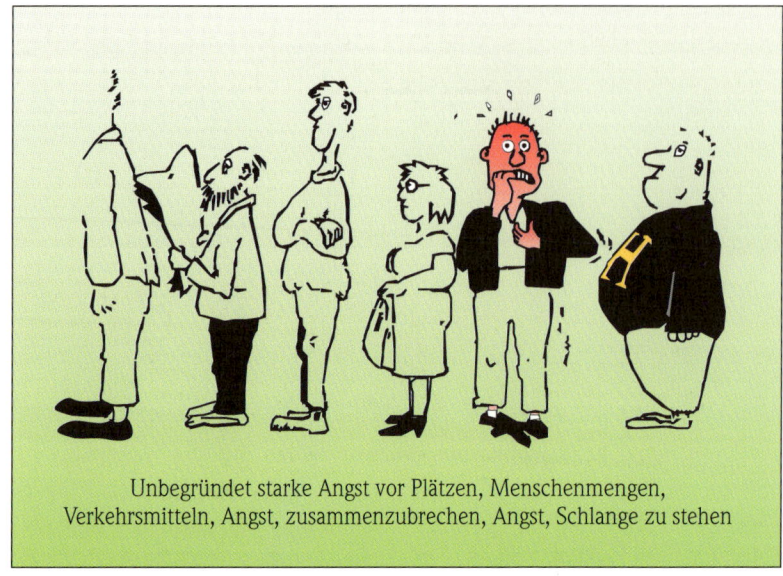

Unbegründet starke Angst vor Plätzen, Menschenmengen, Verkehrsmitteln, Angst, zusammenzubrechen, Angst, Schlange zu stehen

verrichtungen nur noch in Begleitung einer vertrauten Person erledigt werden können. Viele Betroffene sind nach einigen Jahren dann gar nicht mehr in der Lage, das Haus zu verlassen, und damit ganz auf die Hilfe anderer angewiesen. Übrigens sind auch viele berühmte Menschen von dieser Erkrankung betroffen gewesen, zum Beispiel Goethe, der sich allerdings mit den im nächsten Teil beschriebenen Methoden selbst geholfen hat.

Soziale Phobie

Die soziale Phobie ist eine Angsterkrankung, bei der immer dann

unangemessen starke Ängste auftreten, wenn man es mit anderen Menschen zu tun bekommt oder ein solches Ereignis bevorsteht, zum Beispiel in Gegenwart anderer das Wort ergreifen oder in irgendeiner Weise im Mittelpunkt der Aufmerksamkeit stehen. Zu den angsterzeugenden Situationen gehört auch, mit anderen zu essen oder zu schreiben, wenn jemand zusieht. Typischerweise treten bei der sozialen Phobie zusätzlich zu den grundlegenden Angstsymptomen auch Befürchtungen auf, man könne sich blamieren, rot werden, keinen Ton herausbringen oder etwas sehr Peinliches tun. Manche Betroffene haben

Für Menschen, die unter einer sozialen Phobie leiden, ist selbst harmlose Geselligkeit Auslöser von peinigenden Ängsten

36

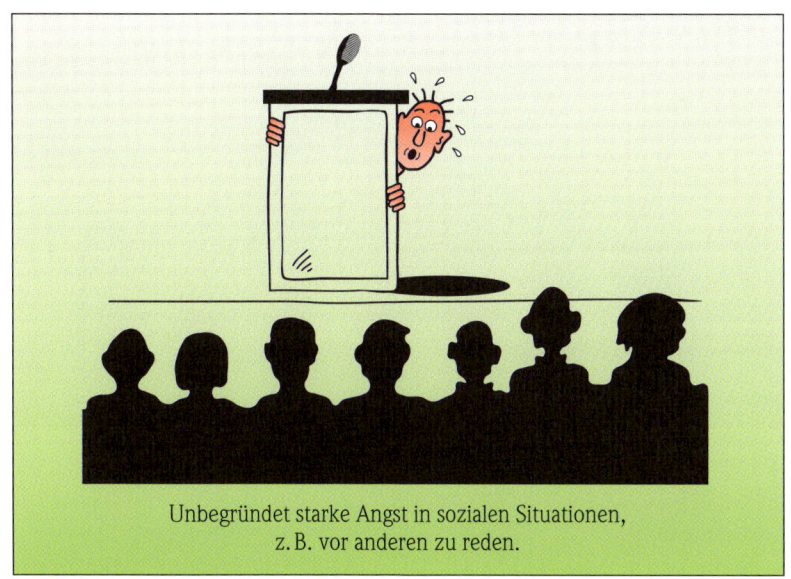

Unbegründet starke Angst in sozialen Situationen,
z. B. vor anderen zu reden.

zum Beispiel Angst, die Kontrolle über ihre Blase zu verlieren.

Typischerweise beginnen soziale Phobien bereits in der frühen Jugend schleichend und kaum merklich. Erste Anzeichen dieser Angststörung zeigen sich manchmal als ausgeprägte Schüchternheit oder Zurückhaltung. Zu gravierenderen beruflichen oder privaten Problemen kommt es in der Regel bei größeren Lebensveränderungen, wie zum Beispiel nach einer Beförderung, wenn der oder die Betroffene plötzlich gezwungen ist, vor anderen Leuten zu sprechen (siehe das Fallbeispiel auf Seite 38). Oder bei neuen Partnerschaften oder Freundschaften, zum einen weil man sich nicht traut, auf andere zuzugehen und Beziehungen zu knüpfen, zum anderen weil man nicht ins Kino oder Restaurant mitgehen kann.

Viele Betroffene bekämpfen ihre Angst mit Alkohol, einem nur kurzfristig wirksamen Angst- und Spannungslöser, der vorübergehend »die Zunge lockert«. Manche benutzen auch Zigaretten, um ihre Unsicherheit zu verstecken. Beides sind gefährliche Hilfen, da die Forschung gezeigt hat, daß viele Menschen mit sozialer Phobie alkohol- und nikotinabhängig werden.

Ein Fallbeispiel: Soziale Phobie

Beantworten
Sie den Fragebogen im Anhang, um herauszufinden, ob Sie an einer sozialen Phobie leiden

Herr M. lebt seit seiner Kindheit in einer Kleinstadt. Die Schulzeit war ohne Probleme verlaufen; er galt als gewissenhafter, guter Schüler, der allerdings mündliche Prüfungen stets angstvoll vermied. Nach seiner Lehrzeit in einer kleinen Firma am Ort begann er in der Finanzbuchhaltung, wo er ohne viel Kontakt mit anderen allein in seinem Zimmer arbeitete. Er war mit dieser Situation sehr zufrieden, weil er nicht gern mit anderen Leuten zu tun hatte. Vor allem war es ihm schon immer schwergefallen, anderen offen ins Auge zu sehen und mit ihnen locker zu reden. Eines Tages wurde er zu seiner Verwunderung erstmals zum Personalchef gerufen und mußte fast eine halbe Stunde warten. In dieser Zeit gingen ihm plötzlich alle möglichen Gedanken durch den Kopf: »Warum werde ich überhaupt gerufen, habe ich Fehler gemacht?« und er wurde zusehends nervöser und aufgeregter. Als man ihn schließlich in das Büro rief, überfiel ihn plötzlich Angst: Sein Herz raste auf einmal, die Hände wurden schweißnaß, und er glaubte zu zittern. Als er den Raum mit unsicherem Gang betrat und sich der Personalchef erhob, bekam er einen Hitzeschauer, und er spürte, wie sein Gesicht feuerrot anlief. Als er die dargebotene Hand des Personalchefs schüttelte, schämte er sich seiner schweißnassen Hände. Die freudige Nachricht seiner Beförderung und eines neuen Arbeitsplatzes mit Verantwortung über mehrere andere Mitarbeiter bekam er nur unklar mit, da er sich nicht mehr konzentrieren konnte. Der Personalchef nahm dies wahr und fragte freundlich, ob ihm nicht gut sei – was alles nur noch schlimmer machte. Er bedankte sich stammelnd und ging »wie im Traum« aus dem Zimmer. Seit diesem Ereignis änderte sich sein Leben. Die Erinnerung an diese für ihn unendlich peinliche Situation ließ ihn weder am Tag noch in der Nacht los. Noch mehr als früher vermied er nun fast alle Kontakte mit anderen, lief zumeist mit gesenktem Kopf herum, um noch nicht einmal Blickkontakt aufnehmen zu müssen, und fühlte sich nur zu Hause und bei seinen Eltern wohl. Als zwei Wochen später die berufliche Änderung anstand, wurde es so schlimm, daß er sich krank meldete, um nicht wieder eine derartige Situation zu erleben.

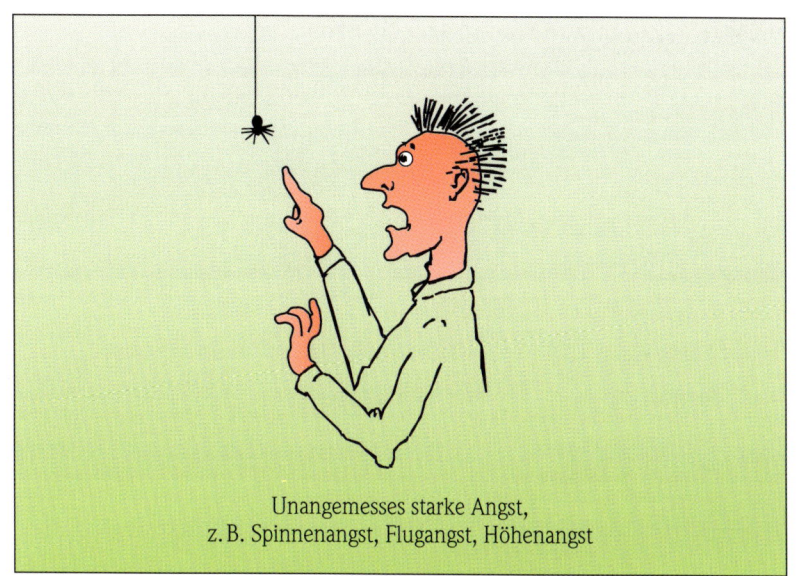

Unangemesses starke Angst,
z. B. Spinnenangst, Flugangst, Höhenangst

Spezifische Phobien

Spezifische Phobien sind Erkrankungen, bei denen unangemessene, überstarke Ängste, Angstreaktionen und Vermeidungsverhalten immer dann auftreten, wenn die Betroffenen mit bestimmten Situationen, Gegenständen oder Objekten konfrontiert werden. Je nach Art der auslösenden Objekte unterscheiden wir dabei Tierphobien (Hunde, Spinnen usw.), Umweltphobien (Gewitter, Unwetter usw.), Blut-, Spritzen- und Infektionsphobien sowie spezifische Situationsphobien (Höhen/Abgründe, Schwimmbad oder tiefe Gewässer, enge Räume beziehungsweise Gefühl des Eingeschlossenseins usw.).

Beantworten
Sie den Fragebogen im Anhang, um sich klar zu werden, ob Sie womöglich unter einer spezifischen Phobie leiden

Ein Fallbeispiel: Die Hundephobie

Frau K. ist im Alter von 16 Jahren von einem Hund am Strand angegriffen worden. Sie war dem bellenden Dobermann, der immer näher kam, fast zehn Minuten ausgeliefert gewesen. Erst als der Besitzer den Hund zurückgezogen hat, gelang es ihr, zu flüchten. Diese schreckliche Situa-

Auch die spe-
zifische Phobie
beginnt in der
Regel bereits in
der Jugend zu-
meist schlei-
chend und ent-
wickelt sich erst
über Monate
und Jahre hin-
weg zu einer
schweren und
das Leben be-
einträchtigen-
den Störung

tion hat sie seither nicht vergessen können. Wann immer sie einen Hund sieht, macht sie einen großen Umweg, wechselt angsterfüllt die Straßenseite. Auch kleine Hunde jagen ihr extreme Angst ein. In Parks oder in die freie Natur geht sie schon seit einigen Jahren nicht mehr, nachdem sie in der Zeitung von einem Spaziergänger gelesen hat, der angefallen wurde. Ihren Arbeitsplatz wechselte sie trotz glänzender Berufsaussichten, da ihr Chef manchmal seinen Dackel mitbrachte. Die enge Freundschaft mit einem Ehepaar zerbrach, da die Leute einen Hund besitzen, der zwar bei Besuchen eingesperrt wurde, aber einmal hat sie versehentlich die Tür geöffnet und war »vor Angst fast gestorben«. Nachdem jetzt neue Nachbarn mit zwei Hunden zugezogen sind, ist sie vollkommen verzweifelt und sucht einen Psychologen auf.

Andere Angst-störungen

Neben den bereits genannten Angsterkrankungen gibt es noch andere Störungen, auf die wir nur am Rande eingehen können.
Posttraumatische Belastungsreaktion: Hierbei handelt es sich um die Angst, die nach einem oder mehreren schrecklichen Erlebnissen (Trauma) über Monate oder Jahre zurückbleibt – zum Beispiel nach einer körperlichen Gewalttat oder Naturkatastrophe. Hauptkennzeichen sind zum einen immerwährende Erinnerungen an das Ereignis in Form von Alpträumen sowie fortwährende Angst, das Ereignis könnte sich wiederholen. Deshalb vermeiden Betroffene mit dieser Erkrankung nach Möglichkeit alle damit zusammenhän-

genden Situationen und Dinge. Zum anderen entwickeln Patienten mit dieser Störung nach dem Trauma häufig eine übertriebene Schreckneigung sowie Ein- und Durchschlafstörungen; sie leiden unter Reizbarkeit und oft erheblichen Konzentrationsstörungen.
Anpassungsstörungen: eine häufig »mildere« Form der Angsterkrankungen, die oft nur vorübergehender Natur ist. Wie der Name sagt, stehen hier Ängste im Vordergrund, die mit einer überstarken emotionalen Reaktion auf veränderte Lebensumstände zu tun haben. Zum Beispiel können Anpassungsstörungen auftreten nach einem Umzug in eine andere Umgebung, wo die alten Freunde, Kontakte und gewohnten Lebensbezüge fehlen. Oder die Ursache sind andauernde Sorgen und Äng-

ste nach einer bedrohlichen Nachricht, zum Beispiel nachdem man erfahren hat, an einer schweren körperlichen Erkrankung wie Krebs zu leiden.

Nochmals muß darauf hingewiesen werden, daß Ängste auch mit bestimmten körperlichen Erkrankungen einhergehen, zum Beispiel bei einer ernsten Herzerkrankung oder bei Schilddrüsenerkrankungen.

Auch bei sehr schweren Depressionen oder sogenannten Psychosen können einzelne Angstsymptome auftreten. Diese letztgenannten Erkrankungen – die sehr viel seltener als die Angststörungen im engeren Sinne sind – erfordern auf jeden Fall eine fachärztliche Abklärung und Behandlung.

Wie entstehen Angststörungen?

Viele Betroffene stellen sich vielleicht die Frage, warum gerade sie an einer Angststörung erkrankt sind. Die Antwort darauf fällt nicht leicht, da Angststörungen bei jedem Patienten vermutlich auf unterschiedlichen Wegen entstanden sind, von denen hier nur einige genannt werden können.

In manchen Fällen lösen bestimmte Erfahrungen eine Angststörung aus; denken Sie an das Beispiel der Furcht vor dem Auf-

zugzufahren. Dann wieder steht ein schreckliches Ereignis im Vordergrund, das den Betroffenen immer wieder einholt. Manche Forscher vertreten die Meinung, daß eine unglückliche Kindheit ausschlaggebend ist.

Ursache kann auch sein, daß der Betroffene einfach keine Gelegenheit hatte, bestimmte Verhaltensweisen richtig zu erlernen – zum Beispiel bei der sozialen Phobie: sich durchzusetzen oder vor Publikum zu sprechen. In wieder anderen Fällen ist es die möglicherweise zum Teil ererbte Neigung, in einer bestimmten Weise zu reagieren, die darüber entscheidet, ob unter schwierigen Lebensbedingungen eine Angsterkrankung entwickelt wird. Wir wissen aus verschiedenen Studien, daß Angsterkrankungen in manchen Familien gehäuft vorkommen.

Wir vermuten also einerseits, daß bei der Entwicklung von Angststörungen biologische Faktoren, wie zum Beispiel Vererbung, eine Rolle spielen. Hier gehen einige Forscher davon aus, daß der entscheidende Faktor in einer gestörten biochemischen Balance des zentralnervösen Systems, speziell des Gehirnstoffwechsels liegen könnte. Andererseits scheint aber auch einem ängstlich-überbeschützenden Erziehungsstil eines oder beider Elternteile eine ent-

Menschen, die unter schweren Depressionen und Psychosen leiden, sollten sich unbedingt in ärztliche Behandlung begeben

Die Ursachen für eine Angststörung sind individuell verschieden, und meist ist mehr als nur ein Faktor ausschlaggebend

Bei lange anhaltenden Belastungen bringt manchmal der berühmte Tropfen das Faß zum Überlaufen, und der Mensch reagiert mit Panikgefühlen oder scheinbar unerklärlicher Angst

Für eine erfolgreiche Therapie ist es nicht erforderlich, die zumeist weit zurückliegenden vermeintlichen Ursachen zu kennen; wichtig ist zu lernen, in der aktuellen Situation mit der Angst fertig zu werden

scheidende Bedeutung zuzukommen. Ein zu behütender Erziehungsstil verhindert oft, daß ein Kind neue Erfahrungen mit einem Zuwachs an Selbstwertgefühl und Selbstvertrauen macht. Auch trainiert man durch wiederholte kleine »Mutproben« im Alltagsleben die normale und selbstsichere Bewältigung von leichten Angstgefühlen. Dies kann vor der Entwicklung von Angststörungen schützen.

Auch können körperliche Faktoren eine Rolle spielen. Seltener sind dies aber körperliche Erkrankungen, wie zum Beispiel Schilddrüsenerkrankungen, sondern häufiger plötzliche oder lange anhaltende Belastungen. Streß und Überarbeitung führen dann zusammen mit den anderen Faktoren zum Ausbruch der Angsterkrankung.

Gerade in Situationen, in denen eigentlich »alles zuviel wird«, verhalten sich viele Menschen oft so, daß die Wahrscheinlichkeit, Angstbeschwerden zu entwickeln, besonders groß ist. In Streßzeiten schlafen sie oft weniger, trinken mehr Kaffee oder Alkohol, treiben weniger Sport, und viele rauchen mehr als sonst.

Alle diese Aspekte stellen aber Risikofaktoren für den Ausbruch von Angstsymptomen dar. Sie können leicht die Schwelle zu einer Panikattacke oder anderen Angstbeschwerden herabsetzen und so den Anfangspunkt für eine Krankheitsentwicklung setzen.

Die Forschung hat in den letzten Jahren gezeigt, daß fast immer mehrere Faktoren zusammenkommen müssen, damit Angst zur Angsterkrankung wird. Die Frage, welcher dieser vielen Faktoren im Einzelfall der wichtigste ist, kann deswegen nicht klar beantwortet werden. Der Beginn der meisten Angsterkrankungen liegt oft viele Jahre zurück, wenn sich die Betroffenen an die Klärung ihrer Beschwerden machen.

Die Forschung hat aber auch gezeigt, daß das Auffinden und Verstehen der Gründe für eine Angsterkrankung nicht unbedingt für eine erfolgreiche Behandlung notwendig ist. Für eine Bewältigung von Angstproblemen und eine erfolgreiche Therapie ist vielmehr viel entscheidender – unabhängig vom eigentlichen ersten Anlaß Ihrer Angsterkrankung –, wie Sie *jetzt* mit der Angstproblematik umgehen.

Damit kommen wir zu einigen Grundprinzipien, die Sie im Umgang mit Angst und Angsterkrankungen kennen sollten.

Der Teufelskreis der Angst

Wir haben schon zu Beginn des Buches darauf hingewiesen, daß das Ausmaß von Angst und Streß sehr stark von unserer persönlichen Beurteilung und Bewertung bestimmt wird, also von unseren Gedanken und den damit einhergehenden Gefühlen. Diese entscheiden auch wesentlich über die Stärke unserer körperlichen Empfindungen, also darüber, ob und wie intensiv ich zum Beispiel Herzrasen, Schwitzen und Zittern als typische Angstsymptome wahrnehme.

Daß selbst schlimmste körperliche Beschwerden, wie zum Beispiel bei einer Panikattacke, nicht allein entscheidend für unsere Angst und Hilflosigkeit sind, zeigen neueste Forschungsergebnisse. Sie weisen nach, daß sogar extremste Angst- und Paniksymptome wie zum Beispiel Herzrasen keineswegs stärker sind als die Veränderungen, die wir beim Sport, beim Achterbahnfahren auf Jahrmärkten oder beim Höhepunkt sexueller Erregung erleben.

Wann machen Angst und ihre Begleiterscheinungen jedoch krank?

Angst wird immer dann zum Problem, wenn Sie in einen Teufelskreis von ängstlicher Beobachtung, Erwartungsangst, übertriebenen Befürchtungen (Katastrophengedanken) und der dann folgenden noch ängstlicheren Beobachtung von körperlichen und anderen Angstmerkmalen geraten.

Die Abbildung auf Seite 44 zeigt diesen Teufelskreis, eingeteilt in »Wahrnehmung«, »Gedanken«, »Angst«, »körperliche Veränderungen« und »körperliche Symptome«. Die Angstsymptomatik kann an jeder Stelle in Gang gesetzt werden. Meist beginnt dies jedoch mit nur einer Komponente. Wir möchten Ihnen diesen »Angstkreis« anhand eines Panik-/Angstanfalls erklären.

Stellen Sie sich einmal vor, Sie bemerken plötzlich, wie Ihr Herz schneller zu schlagen beginnt. Sie haben das Gefühl, Sie können nicht mehr richtig durchatmen. Sie haben keine Erklärung für diese Symptome, werden ängstlich und stellen sich vor, wie Sie nach Luft schnappen. Gleichzeitig denken Sie, daß Sie jeden Mo-

Das Ausmaß von Angstsymptomen hängt von unserer subjektiven Beurteilung und Bewertung der Gefährlichkeit ab, nicht so sehr von der tatsächlichen Situation

43

Selbst schlimm-
ste Paniksym-
ptome sind kör-
perlich nicht
schädlich. Das
Ausmaß der
objektiven kör-
perlichen Verän-
derungen ist
geringer als
beispielsweise
beim Sport

Beim Panik-
Teufelskreis ste-
hen die körper-
lichen Angst-
symptome im
Vordergrund, die
durch ängstliche
Beobachtung
und nachfolgen-
de Verschlimme-
rung der körper-
lichen Sympto-
me eskalieren

ment in Ohnmacht fallen. Sie nehmen hier also die körperlichen
Symptome wahr und bewerten Sie
als gefährlich – als Warnung vor
etwas Schrecklichem, das bald geschehen könnte. Diese Vorstellung
erzeugt Angst. Durch die Angst
werden nun in Ihrem Körper weitere körperliche Veränderungen
im Sinne der Streßreaktion ausgelöst, und die körperlichen Symptome intensivieren sich. Ihnen
wird jetzt schwindlig und heiß. Sie
fangen an zu schwitzen und
haben das Gefühl zu schwanken.
Ihre Gedanken fangen an zu
rasen, und Sie fühlen sich ver-
wirrt. Sie denken, Sie würden verrückt und vollständig die Kontrolle

über sich verlieren. Ihr Herz
schlägt noch schneller, und Sie
spüren Schmerzen in der Brust.
Sie nehmen die jetzt noch heftiger
gewordenen Symptome wahr und
bewerten sie erst recht als gefährlich, da sie ja nun wirklich stärker
geworden sind und Sie sich somit
in Ihrer Befürchtung einer Gefahr
bestätigt sehen. Das Geschehen
schaukelt sich also hoch. Sie werden noch ängstlicher und denken,
daß dieses Gefühl nie vergehen
wird und Ihnen niemand helfen
kann – und dies alles bis hin zum
Gefühl, sterben zu müssen, also
der Vorstellung des schlimmstmöglichen Unheils.

Dieser Teufelskreis macht deut-

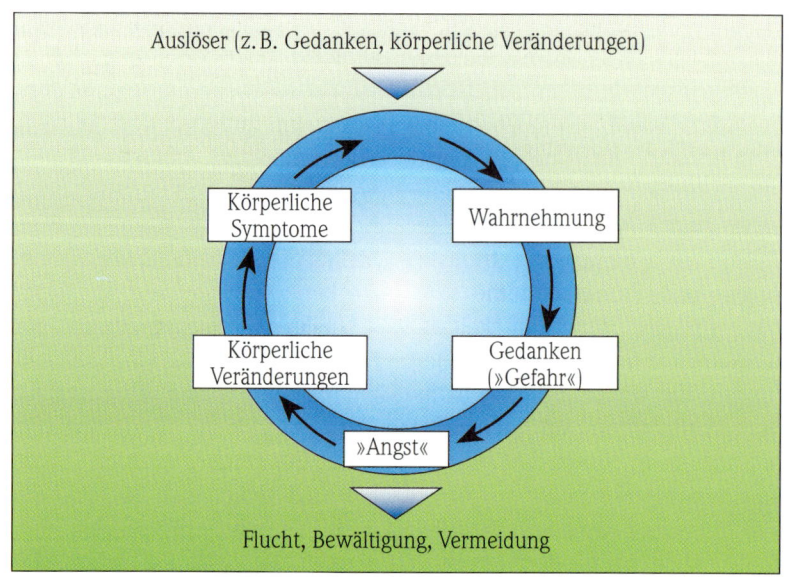

lich, daß körperliche Symptome der Angst deutlich stärker werden, wenn man besonders auf sie achtet. Da Sie keine Erklärung für die Symptome haben, interpretieren Sie sie als gefährlich und werden ängstlich. Und je ängstlicher Sie werden, desto so stärker werden die Symptome.

Manche Personen, die einmal einen schlimmen Angstzustand wie zum Beispiel eine Panikattacke erlebt haben, werden sehr empfindlich. Sie nehmen sehr viel schneller als früher selbst kleine körperliche Veränderungen wahr, und sie achten verstärkt auf diese Symptome. Dabei bewerten sie in zunehmendem Maße auch ganz normale körperliche Beschwerden als besonders gefährlich und setzen so diesen Teufelskreis in Gang. Der Kreis der Angst kann grundsätz-lich von verschiedenen Faktoren ausgelöst werden: zum Beispiel durch das Lesen eines Zeitungsartikels über Herzerkrankungen oder durch die Wahrnehmung von körperlichen Veränderungen und von vermeintlich bedrohlichen Situationen (siehe das Fallbeispiel der Angst vor dem Aufzugfahren).

Ganz ähnliche Abläufe gelten auch für die generalisierte Angsterkrankung und die Phobien. Nur ist bei der generalisierten Angst durch die andauernd erhöhte körperliche Anspannungslage eine allgemein (deshalb auch generalisierte) erhöhte Angstbereitschaft gegeben, die die nervöse Beobachtung fast aller Umweltereignisse nährt, während bei den Phobien die Angstbereitschaft auf einzelne Objekte und Situationen beschränkt bleibt.

Auch bei der generalisierten Angst und den Phobien spielt ein Teufelskreis der Angst eine entscheidende Rolle bei der Verfestigung des Leidens

Ängstliche Erwartungshaltung und Katastrophendenken

Selbst die
schlimmste
Panikattacke
geht von allein
zurück. Sie er-
reicht einen
Höhepunkt und
klingt dann
spontan wieder
ab

Die Graphik unten ist Ihnen vielleicht noch vom Beispiel mit der Angst vor dem Aufzugfahren bekannt. Diesmal haben wir zusätzlich das Katastrophendenken und die Schreckenserwartungen hinzugefügt, die für alle Angsterkrankungen typisch sind und die Angst zur Krankheit werden lassen:

▶ die Erwartung, daß sich die Angst bis zur schlimmstmöglichen Katastrophe steigern wird,

▶ die Erwartung, daß die Angst ewig andauert und nie wieder verschwindet.

Beide Erwartungen sind falsch und treffen nie in dieser Form zu. Dies zeigt die untere Kurve. Selbst wenn Sie sich der gefürchteten Situation aussetzen, wird die Angst nur einen kurzfristigen Höhepunkt erreichen und dann wieder spontan abklingen.

Jeder Versuch, die zweifellos vorhandenen Angstempfindungen körperlicher und gedanklicher Art zu unterdrücken – sei es

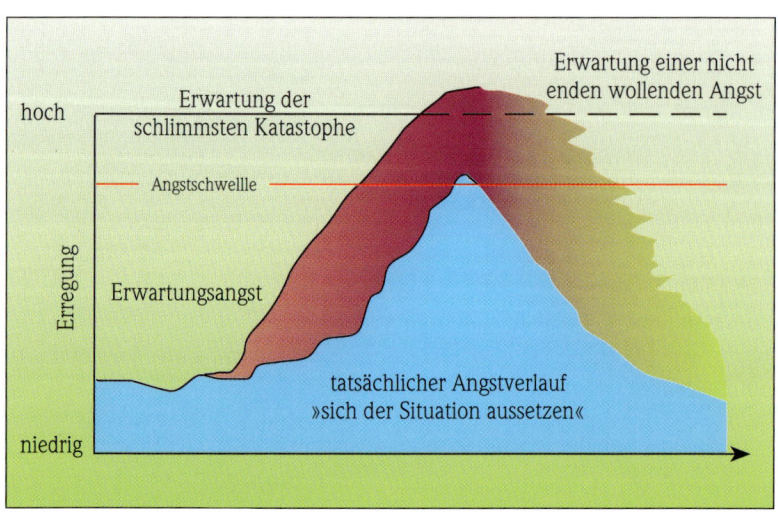

46

durch Ablenkung, Vermeidung oder Flucht –, verstärkt allerdings letztendlich die Angstproblematik oder verlängert die Angstreaktion. Gelänge es uns in dieser Situation, die Angst ruhiger zu beobachten, ohne zu flüchten, ohne sie zu vermeiden, würde sie schon nach kurzer Zeit von allein verschwinden. Erst der Versuch, die Angst zu unterdrücken, sie nicht mehr erleben zu wollen und zu vermeiden, macht also auch leichte Angstzustände zu einem Problem und damit oft zu einer Krankheit.

Vermeidung macht normale Angst zum Problem und verschlimmert Angsterkrankungen

Den Teufelskreis der Angst durchbrechen

Es gibt nur einen Ausweg aus dem Teufelskreis der Angst: sich der Angst aussetzen – vielleicht am Anfang lediglich schrittweise –, um so das Vermeidungsverhalten zu durchbrechen. Diesen Weg sind sowohl der Psychoanalytiker Freud als auch viele andere berühmte Menschen, die unter Angststörungen litten, erfolgreich gegangen.

Viele Menschen glauben, daß Ängste von allein wieder verschwinden. Dies ist allerdings nur selten der Fall. Die Forschung zeigt, daß bei vielen Betroffenen die Ängste oft zwar für einige Zeit weniger belastend werden, dann allerdings in massiverer Form zurückkommen.

Wenn uns eine Situation angst macht, erscheint es zunächst nur natürlich, daß wir sie als unangenehm empfinden und versuchen, ihr aus dem Weg zu gehen, sie also zu vermeiden. Mit der Vermeidung kann aber der Teufelskreis der Angstentwicklung in

Was passiert, wenn ich nichts gegen die Angst unternehme?

Der Kreis von Angst und Vermeidung:
- Ich vermeide langsam mehr und mehr Dinge.
- Ich schränke mich langsam mehr und mehr ein.
- Ich fühle mich zunehmend hilfloser und ausgelieferter.
- Mein Verhalten beeinträchtigt zunehmend Partnerschaft, Beruf und Freizeit.
- Ich werde noch häufiger ängstlicher; ich vermeide dann noch mehr.
- Ich werde noch hilfloser.
- Ich betäube mich mit Beruhigungsmitteln und Alkohol und gerate womöglich dadurch in eine Abhängigkeit.
- Ich werde traurig (depressiv) und verzweifle.

Gang kommen. Es besteht dann einerseits die Gefahr, daß die Vermeidung sich ausweitet und mehr und mehr Lebensbereiche betrifft. Andererseits machen wir auch nicht mehr die Erfahrung des Ungefährlichen, und somit verringert sich letztlich die Wahrscheinlichkeit, wieder gesund zu werden.

Erinnern Sie sich an unser Beispiel mit dem Aufzug und den Hinweis, daß selbst einmalige angstvolle Erfahrungen zu Vermeidungsverhalten führen können. Die Angst könnte sich auf ähnliche Situationen wie zum Beispiel auf Fahrten mit der U-Bahn ausdehnen, etwa weil man befürchtet, auch hier könnten sich aufgrund eines Stromausfalls die Türen nicht mehr öffnen. Man fühlt sich zunehmend hilflos. In der Folge werden auch das Berufsleben und der Freizeitbereich durch die Vermeidung beeinträchtigt, zum Beispiel weil man bald weder mit dem Zug zur Arbeit fahren, noch Einkäufe erledigen, noch verreisen kann.

Ein zweites Risiko besteht darin, daß man in der Verzweiflung über sein Angstproblem zu Hilfsmitteln wie Alkohol oder beruhigenden Medikamenten greift. Dadurch entsteht jedoch die Gefahr, eine Abhängigkeit von diesen Stoffen zu entwickeln, die wieder neue Probleme mit sich bringt.

Weiterhin können sich einzelne Ängste so ausweiten, daß sich im Laufe der Zeit mehrere Angststörungen entwickeln. So kann unter ungünstigen Umständen eine spezifische Phobie durch eine Agoraphobie, durch eine soziale Angst oder durch eine generalisierte Angst kompliziert werden.

Manche Betroffene nehmen auch eine falsche Schonhaltung ein und schränken aus der Befürchtung heraus, Angstbeschwerden zu entwickeln, körperliche Aktivitäten wie Treppensteigen und Sport ein. Dies ist keinesfalls zu empfehlen, da gerade körperliche Fitneß vor Angstbeschwerden schützen kann. Die Erfahrung körperlicher Anstrengung – sei es durch Sport oder nur durch Treppensteigen – mit all ihren körperlichen Aspekten wie Schwitzen, Herzklopfen und leichter Atemnot, ist in der Regel hilfreich. Diese Körperempfindungen können es erleichtern, eine »normale« Einstellung gegenüber den körperlichen Anteilen der Angst zu entwickeln.

Das gleiche gilt für schwere Angstgefühle im Zusammenhang mit körperlichen Erkrankungen. Passivität, »Nicht-dran-denken«-Wollen und ähnliche Vermeidungsstrategien bringen zwar kurzfristig eine scheinbare Entlastung, langfristig besteht aber die Gefahr der Verfestigung der Angst als Angsterkrankung. Besser ist es, Befürchtungen

49

Nehmen Sie keine körperliche Schonhaltung ein! Mangelnde körperliche Fitneß erhöht die Gefahr einer Verschlimmerung der Angsterkrankung

Aus der neueren Forschung wissen wir, daß eine Angststörung als der wichtigste Risikofaktor für eine spätere Depression anzusehen ist. Mehr als 40 Prozent aller langwierigen, über Jahre dauernden Angststörungen münden in eine depressive Erkrankung ein

offen auszusprechen und sich durch Beratung, Aufklärung und Information um eine realistischere Einstellung zu bemühen.

Eine schwerwiegende und leider nicht seltene Komplikation kann in der Entwicklung einer Depression bestehen. Gelegentliche Gefühle der Traurigkeit gehören zum alltäglichen Leben. Wenn Menschen aber besonders stark ausgeprägte Gefühle von Traurigkeit, Interesselosigkeit und Verzweiflung zeigen und diese über mehrere Wochen lang unverändert anhalten, bezeichnen wir die Betroffenen als depressiv. Depressive Gefühle werden häufig durch eine Lebenskrise wie den Tod eines geliebten Menschen, Scheidung, aber auch durch langandauernde Angstprobleme ausgelöst. Dies wird vor allem bei Panikstörungen, bei der Agoraphobie und bei der generalisierten Angststörung beobachtet. Wenn die depressive Verstimmung eine normale Lebensführung über Wochen hinweg nicht mehr zuläßt und zusätzliche Beschwerden wie Appetitverlust, Schlafstörungen und Wertlosigkeitsgefühle überhandnehmen, liegt möglicherweise eine depressive Störung vor.

Eine depressive Störung ist eine Erkrankung, die die Lebensperspektive eines Menschen und sein Alltagsleben nachhaltig beeinträchtigt. Menschen mit einer depressiven Störung fühlen sich traurig, müde und interesselos. Sie schlafen schlechter, haben weniger Appetit, können sich nicht mehr konzentrieren und fühlen sich wertlos. Dinge, die sie einst gern verrichteten, sind für sie nicht mehr von Interesse. Eine depressive Störung kann sich auch verschlimmern oder gar chronisch werden. Wird sie nicht behandelt, kann sie bei manchen Menschen über mehrere Jahre anhalten. Sie kann zudem mehrmals während eines Lebens wieder auftreten und sogar zum Selbstmord führen.

Wenn Sie bemerken, daß Ihre Angstprobleme zusammen mit derartigen depressiven Symptomen auftreten, sollten Sie unbedingt mit ihrem Arzt oder einem Psychotherapeuten Kontakt aufnehmen. Sowohl die Angst als auch die Depression können erfolgreich mit Medikamenten, Psychotherapie oder beidem kombiniert behandelt werden.

Die Behandlung
von Angststörungen

Zur Behandlung von Angst-
störungen stehen viele verschiedene Möglichkeiten –
von der Selbsthilfe bis hin zu einer
fachärztlichen Behandlung – zur
Verfügung. Da Diagnostik und
Therapie von Angsterkrankungen
oft kompliziert sind, kommt es
vor, daß aus verschiedenen Gründen der erste oder zweite Thera-
pieversuch noch keine durchgrei-
fende Besserung bringt.
Bedenken Sie, daß es verschiedene
Wege gibt, um eine Besserung zu
erreichen. Im Fall von erfolglosen
Vorbehandlungen ist es besonders
wichtig, Ihrem Arzt oder Psychologen möglichst umfassend über
diese früheren Schritte zu berich-
ten, damit er die Gründe für die
Fehlschläge herausfinden und
einen Neuanfang machen kann.
Unterstützen Sie ihn, indem Sie
möglichst alle Vorbefunde zum ersten Therapiegespräch mitbringen.
Hilfreich ist es auch, Ihre Leidensgeschichte niederzuschreiben, so
daß Sie im Gespräch mit Ihrem
Arzt oder Therapeuten den roten
Faden nicht verlieren.

Welche Behandlungsmöglichkeiten gibt es?

▶ Selbsthilfe
▶ Verhaltenstherapie und/oder andere Psychotherapieverfahren
▶ Behandlung mit Medikamenten
▶ Behandlung mit Medikamenten und Verhaltenstherapie

Selbsthilfe

Angststörungen müssen nicht grundsätzlich mit Medikamenten oder mit Verhaltens- beziehungsweise Psychotherapie behandelt werden. Oft stellen schon eine sachgerechte Aufklärung – wie durch dieses Buch – und scheinbar geringfügige Hilfen und Ermutigungen, sich den Angstsituationen auszusetzen, den ersten und besten Lösungsweg dar. Hauptziel jeder erfolgreichen Angstbewältigung – übrigens auch einer Therapie mit Medikamenten – ist, daß Sie lernen, ihre Angst mit verschiedenen Hilfsmitteln in den Griff zu bekommen und zu überwinden.

Eine neue Einstellung zur Angst gewinnen

Der erste Schritt besteht darin, daß Sie eine neue Einstellung zu Ihrer Angsterkrankung entwickeln. Erinnern Sie sich daran, daß eine Angststörung eine übersteigerte, aber an sich normale biologische Reaktion ist. Es kommt also darauf an, den beschriebenen Teufelskreis der Angst zu durchbrechen. Die Angsterkrankung ist keine Willensschwäche; sie ist kein Makel. Sie können den Ausweg finden. Haben Sie den Mut, schrittweise den Angst-Teufelskreis zu durchbrechen.

Sich der Angst aussetzen und die zehn goldenen Regeln beachten

Setzen Sie sich so oft und so lange wie möglich allen angsterzeugenden Situationen aus, die Sie sich gerade noch zutrauen. Fangen Sie dabei mit leichten Übungen an, und steigern Sie dann den Schwierigkeitsgrad. Jedes Überwinden selbst von kleinen Vermeidungstendenzen ist ein großer Erfolg.

Es gibt einige Regeln, die Sie selbst, ganz unabhängig von den verschiedenen Behandlungsverfahren, bei der Bewältigung Ihrer Angst anwenden können. Die hier vorgestellten zehn Schlüsselsätze haben sich im Umgang mit Angst-

Es ist zwar leichter gesagt als getan, sich der Angst zu stellen, doch Sie können einiges unternehmen, um sich selbst zu helfen

Gehen Sie schrittweise vor. Fangen Sie mit ganz einfachen Übungen an

Es kommt darauf an zu verhindern, daß es zu immer mehr Angst vor der Angst, zu immer mehr Vermeidung und »Sichherumdrücken« kommt, was letztlich gravierende soziale und psychische Probleme nach sich zieht

situationen bewährt. Manche Betroffene empfinden sie als so hilfreich, daß sie sie auf einem Blatt Papier notiert haben und immer mit sich führen.

Die zehn Merksätze erinnern Sie daran, daß Sie zur Bewältigung Ihrer Angst sich möglichst bemühen sollten,

▶ Ihre Erwartungsangst herabzusetzen, um so die Schwelle für eine Angstreaktion zu erhöhen;

▶ sich der Situation bewußt und lange genug auszusetzen;

▶ wiederholt die Erfahrung zu machen, daß die Angst nicht zur Katastrophe wird;

▶ zu beobachten, daß die Angsterregung nicht fortwährend ansteigt und ewig andauert, sondern von allein wieder abnimmt.

Wichtig ist, daß Sie sich immer wieder sagen, daß Ihnen nichts Schlimmes passieren kann, auch wenn Sie in der Angst intensive Körperreaktionen verspüren.

Zehn Regeln zur Angstbewältigung

1. Angstgefühle und dabei auftretende körperliche Symptome sind verstärkte normale Streßreaktionen.
2. Angstreaktionen sind nicht schädlich für die Gesundheit.
3. Verstärken Sie Angstreaktionen nicht durch furchterregende Phantasievorstellungen.
4. Bleiben Sie in der Realität, beobachten und beschreiben Sie innerlich, was um Sie herum wirklich geschieht.
5. Bleiben Sie in der Situation, bis die Angst vorübergeht.
6. Beobachten Sie, wie die Angst von allein wieder abnimmt.
7. Vermeiden Sie keine Angstsituationen.
8. Setzen Sie sich allen Situationen aus, die Ihnen angst machen.
9. Seien Sie stolz auf kleine Erfolge, auch die ganz kleinen.
10. Nehmen Sie sich in Angstsituationen Zeit.

Zusätzliche Hilfen

Selbsthilfe schließt ein, sich alle mögliche zusätzliche Unterstützung zu holen:

❱ Entspannungstechniken lernen: Um Ihre Erwartungsangst herabzusetzen und Ihr allgemeines Erregungsniveau zu senken, so daß Sie sich gegenüber Angstempfindungen unempfindlicher machen, haben sich Entspannungstechniken bewährt, zum Beispiel die Progressive Muskelentspannung oder das Autogene Training. Diese Methoden sind besonders erfolgversprechend bei der generalisierten Angst und wenn Ihre Angstproblematik mit streßreichen Lebensbelastungen verbunden ist. Beide Verfahren können Sie selbst durch Bücher und Kassetten lernen oder aber durch die Teilnahme an Kursen, die Ärzte, Psychotherapeuten oder Volkshochschulen anbieten.

❱ Kurzzeitige Verschreibung von Medikamenten: Um die Erwartungsangst und das allgemeine Erregungsniveau herabzusetzen, hat sich auch die kurzfristige Verschreibung von Medikamenten durch Ihren Hausarzt bewährt. Die Verschreibung sollte allerdings immer nur für Tage oder maximal eine Woche erfolgen, und die beruhigenden Medikamente sollten immer nur zur Erleichterung der Angstbewältigung eingesetzt werden. Wenn Sie die Erfahrung machen, daß diese vorübergehende medikamentöse Hilfe nicht ausreicht, sollte eine spezifische Behandlung Ihrer Angstprobleme durch einen Psychotherapeuten oder Facharzt erfolgen.

❱ Selbsthilfegruppe: In vielen Städten haben sich Selbsthilfegruppen gebildet, die Hilfestellungen unterschiedlicher Art anbieten. Diese Selbsthilfeorganisationen vermitteln in der Regel Gespräche mit anderen Betroffenen, aber auch konkrete Hilfen wie zum Beispiel Vermittlung von Entspannungstechniken, Unterstützung beim Einkaufen, telefonischer Zuspruch in Krisensituationen.

❱ Selbsthilfebücher: Obwohl viele einschlägige Ratgeber auf dem Markt sind, können wir aus fachlichen Erwägungen nur wenige empfehlen (siehe die Literaturangaben im Anhang).

❱ Körperliche Fitneß: Körperliche Fitneß kann vor Angstbeschwerden schützen. Wenn Ihr Arzt feststellt, daß Sie körperlich gesund sind, sollten Sie sich durch sportliche Aktivitäten wie regelmäßige Spaziergänge, Schwimmen und andere Sportarten fit halten.

Sie werden sicher die Erfahrung machen, daß Ihr Selbstwertgefühl steigt, wenn Sie in der beschriebenen Weise gegen Ihre Angst angehen

Literaturemp-
fehlungen und
Adressen finden
Sie im Anhang

Denken Sie immer daran, daß die Bewältigung von Angsterkrankungen nie über Nacht gelingt. Zumeist geht es nur schrittweise und langsam voran. Rückschläge gehören dazu. Lassen Sie sich nie durch Rückschläge entmutigen, sondern lernen Sie von diesen Problemen. Nehmen Sie sich die Zeit zu überlegen, warum es nicht geklappt hat, und versuchen Sie es dann wieder von neuem.

Alle erfolgreichen Übungen müssen immer wieder, am besten täglich wiederholt werden, sonst geht der Übungserfolg verloren.

Verhaltenstherapie und andere psychotherapeutische Verfahren

Wenn Ihre Probleme schon massiver ausgeprägt sind, so daß Sie weder ein noch aus wissen, wenn Sie noch weitere psychische Probleme haben oder wenn Sie allein nicht mehr weiterkommen, dann sollten Sie mit einem klinischen Diplompsychologen, Psychiater oder Nervenarzt oder mit einem bei Ihrer Krankenkasse zugelassenen Psychotherapeuten sprechen. Welche Hilfestellungen erwarten Sie dort?

Die Verhaltenstherapie kann aufgrund ihrer wissenschaftlich nachgewiesenen Effekte als die erfolgversprechendste Form der Psychotherapie bei allen Angsterkrankungen angesehen werden. Die Verhaltenstherapie bei Angsterkrankungen wird zumeist von einem Diplompsychologen durchgeführt. Andere Psychotherapien wie die oft zeitaufwendigeren psychoanalytischen Verfahren werden in der Regel nur bei besonders gelagerten Fällen eingesetzt. Die Entscheidung über längerdauernde psychoanalytische und andere psychotherapeutische Behandlungen wird in der Regel durch einen zu-

gelassenen Arzt mit Psychotherapie-Anerkennung im Rahmen eines Gutachterverfahrens getroffen.

Psychotherapeutische Behandlungen wie die Verhaltenstherapie werden von Psychotherapeuten, Diplompsychologen, aber auch von Psychiatern und Nervenärzten sowie Ärzten mit der Zusatzbezeichnung »Psychotherapie« durchgeführt. Diese entscheiden – aufgrund Ihrer persönlichen Leidensgeschichte – auch darüber, welche Form der Therapie am sinnvollsten ist, welche Behandlungsdauer angesetzt wird und ob eventuell eine Kombination mit Medikamenten erforderlich ist.

Alle verhaltenstherapeutischen Methoden zur Angstbehandlung basieren – wie übrigens jede Psychotherapie – zunächst auf ausführlichen Gesprächen zwischen Ihnen und einem Therapeuten oder einer Therapeutin. Bei dieser sogenannten Verhaltensanalyse wird für Sie persönlich innerhalb von wenigen Sitzungen geklärt, welche Bedingungen die Symptome ausgelöst haben und welche sie jetzt aufrechterhalten.

Verhaltens-therapie, eine Form der Psychotherapie, wirkt am besten bei allen Angsterkrankungen

Ausführliche Gespräche und Verhaltensanalyse helfen, Ursachen und Entstehung Ihrer Probleme aufzuklären

Was ist eine Verhaltenstherapie?

Die Verhaltenstherapie ist eine Form der Psychotherapie, die bei Angststörungen als die wirksamste Methode angesehen wird. Die verhaltenstherapeutische Behandlung wird von speziell ausgebildeten Psychologen und Ärzten durchgeführt und von den Krankenkassen über Krankenschein abgerechnet.

Wie läuft eine Verhaltenstherapie ab?

Die verhaltenstherapeutische Behandlung beginnt mit Gesprächen, in denen für den Patienten geklärt wird, was seine Angststörung ausgelöst hat und weiterbestehen läßt. Je nach individuellem Therapieziel können dann unterschiedliche verhaltenstherapeutische Verfahren zum Einsatz kommen, denen jedoch eines gemeinsam ist: Die Angststörung soll durch praktische und gedankliche Übungen und Strategien bewältigt und aufgelöst werden.

Welche verhaltenstherapeutischen Behandlungsweisen gibt es?

Eine Liste der zugelassenen Verhaltenstherapeuten ist über die Kassenärztliche Vereinigung zu beziehen

▶ Expositionsverfahren: Der Patient wird unter Anwendung von bestimmten Regeln mit den Situationen konfrontiert, die die Angst auslösen. Dabei kann der Patient erfahren, wie er selbst die Angst bewältigt, daß ihm dabei nichts passiert, daß die Ängste auch wieder abklingen und er selbst die Situation, seine Gedanken und Gefühle aktiv beeinflussen kann.

▶ Systematische Desensibilisierung: Hier handelt es sich um ein abgestuftes Entspannungsverfahren, bei dem der Patient lernt, auf kritische Situationen nicht mit Angst, sondern mit Entspannung zu reagieren. Dabei werden zunächst leichtere, dann schwerere Angstsituationen, anfangs oft nur in der Vorstellung, aufgesucht.

▶ Kognitive Verfahren: Sie zielen darauf ab, mit Hilfe gedanklicher Übungen den häufig auftretenden Angstgedanken und Selbstgesprächen entgegenzuwirken und realistische Bewertungen der Angstsituation zu erlernen.

Eine unerläßliche Hilfe bei der Verhaltensanalyse sind sogenannte Selbstbeobachtungsverfahren – wie zum Beispiel ein Angsttagebuch –, mit denen Ihr Therapeut Sie vertraut macht. Durch die Selbstbeobachtung lernen Sie zu erkennen, wann und warum Ihre Ängste manchmal stärker und manchmal schwächer sind.

In jeder Verhaltenstherapie wird zudem versucht, Ihnen über den Weg der Information und Aufklärung ein neues Verständnis der Erkrankung zu vermitteln. Ziel ist, bei Ihnen Erwartungen und Einstellungen abzubauen, die für Sie nicht hilfreich sind, und Sie für die eigentliche Therapie vorzubereiten.

Entsprechend Ihrer persönlichen Problemlage sowie den Rahmenbedingungen, zum Beispiel der zur Verfügung stehenden Zeit für die Therapie, können sehr unterschiedliche verhaltenstherapeutische Verfahren zum Einsatz kommen, die bei verschiedenen Aspekten der Angst ansetzen. Letztere sind übrigens je nach Art der Erkrankung sehr vielgestaltig.

Die wichtigsten verhaltenstherapeutischen Vorgehensweisen sind die sogenannte Expositionstherapie, die kognitive Therapie sowie – seltener – auf Entspannungsverfahren basierende Techniken wie zum Beispiel die systematische Desensi-

bilisierung. Alle diese Techniken weisen folgende Gemeinsamkeiten auf:

▶ Sie zielen auf eine Durchbrechung des Teufelskreises von Angst und Vermeidungsverhalten ab.

▶ Sie schließen praktische Übungen zur aktiven Angstbewältigung in kleinen Schritten ein.

▶ Sie vermitteln Strategien, wie man sich selbst beim Umgang mit akuten Angstgefühlen helfen kann.

Das heißt, der Therapeut wird Ihnen in einer auf Ihre Problemlage abgestimmten Weise helfen, sich mit den Situationen, die Angst auslösen, zu konfrontieren. Durch Zulassen der Ängste und durch das Ausharren in den jeweiligen Situationen lernen Sie, daß die befürchteten Katastrophen nicht tatsächlich eintreten, sondern daß Ängste – wie am Beispiel von Streß gezeigt – spontan dazu tendieren, wieder abzuklingen, und daß man selbst Einfluß auf die Angstreaktion nehmen kann. Dies hilft unter anderem, das Vermeidungsverhalten abzubauen.

Expositionsverfahren

Sich der Angst aussetzen (= Exposition) ist das wichtigste und erfolgreichste Verfahren in der Angstthe-

Das Führen eines Angsttagebuchs hilft, die derzeitige Situation zu klären

Über aufklärende Gespräche wird eine neue Form der Auseinandersetzung mit der Angst entwickelt

Sich in ge-
schütztem
Rahmen der
Angstsituation
aussetzen
(= Exposition),
bis sie ihre
Schrecken ver-
liert, ist einer
der vielverspre-
chendsten
Heilungswege

rapie. Es handelt sich darum, in genau geplanten Übungsschritten die gefürchteten Dinge zu tun beziehungsweise die gefürchteten Situationen aufzusuchen. Dabei kommt es darauf an, diese Übungen lange und oft genug zu wiederholen.

Unter Einsatz verschiedener Hilfestellungen des Therapeuten wird Ihnen entweder gestuft nach Schwierigkeit oder gleich in sehr schwierigen Situationen ein Angsterleben ermöglicht, bei dem sie lernen, daß

◗ Ihre schlimmsten Befürchtungen gar nicht real werden,

◗ Sie Ihre Erwartungsängste bewältigen können,

◗ sich Ihre Angst in der Situation schrittweise verringert und schließlich verschwindet.

Der Patient lernt, bei einer spezifischen Phobie den Angstkreis zu durchbrechen – nämlich durch die schrittweise Konfrontation beispielsweise mit der Spinne bis hin zur Betrachtung durch ein Vergrößerungsglas.

In der schützenden Therapiesitzung und dank der anfänglichen Hilfestellung des Therapeuten wird es dem Betroffenen leichter gelingen, erstmals auch die angenehmeren und nützlichen Seiten dieses Tieres kennenzulernen und so eine neue, angstfreie Einstellung zu entwickeln.

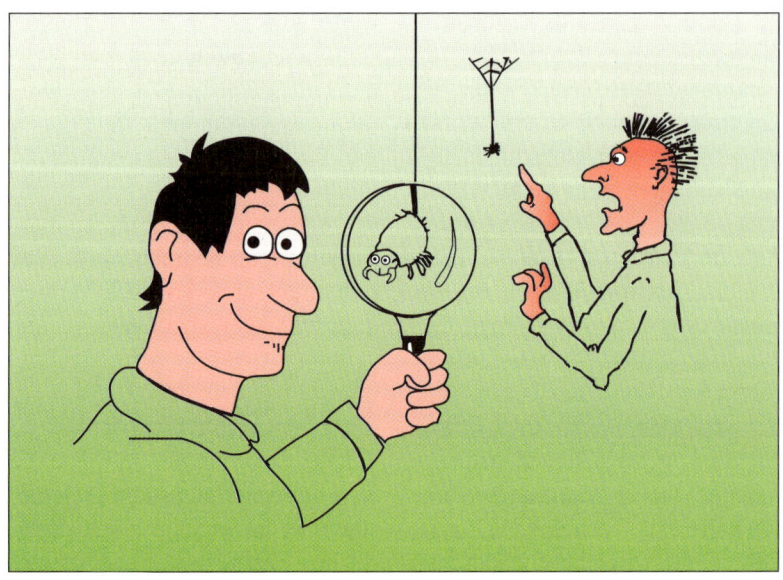

Man kann auch die Angst, sich vor anderen zu äußern (zum Beispiel eine Bestellung in einem Lokal aufzugeben), dadurch behandeln, daß man sich – wenn auch nicht so extrem, wie in der abgebildeten Barszene – einmal der gefürchteten Situation aussetzt und die Erfahrung macht, daß die erwartete Katastrophe ausbleibt.

Progressive Muskelentspannung und Autogenes Training

Speziell auf Angststörungen abgestimmte Entspannungstechniken wie die Progressive Muskelent-

spannung oder das Autogene Training zielen auf die körperliche Komponente des Angstgeschehens ab. Beide Techniken spielen bei der generalisierten Angststörung eine große Rolle, bei der die Ängste sich nicht auf spezielle Objekte oder Situationen beziehen, sondern sich diffus und in Form körperlicher Beschwerden äußern. Hier ist das Ziel eine allgemeine Senkung des Erregungsniveaus und oftmals auch die Dämpfung von Erwartungsängsten. Bei Phobien können solche Verfahren ebenfalls sinnvoll sein, wenn sich herausstellt, daß ängstliche Erwartungen und Anspannung den Betroffenen besonders quälen.

Entspannung kann manchmal ergänzend bei der Bewältigung von Angsterkrankungen helfen

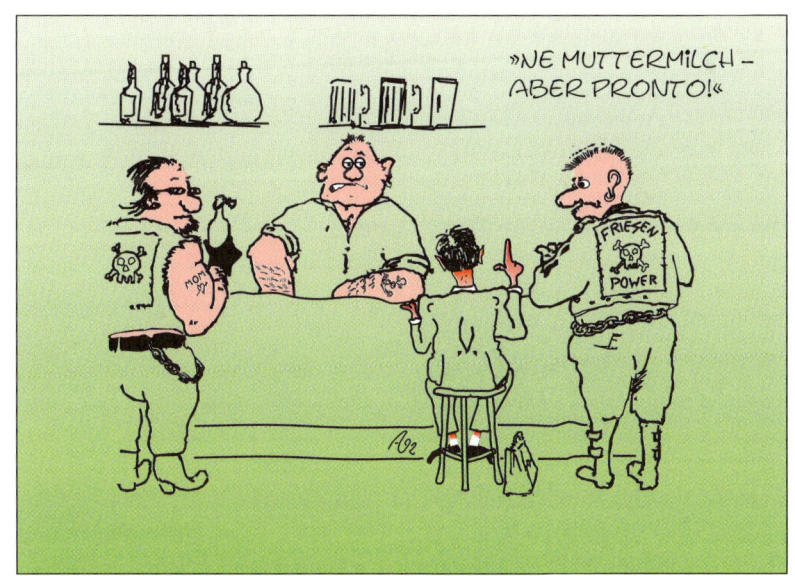

61

Systematische Desensibilisierung

Bei der systematischen Desensibilisierung

Bei der systematischen Desensibilisierung versetzt sich der Patient zuerst nur in Gedanken, dann in Wirklichkeit in die für ihn so erschreckende Situation und lernt, durch Entspannung die Angstgefühle zu hemmen

Bei der systematischen Desensibilisierung, die vor allem bei starken phobischen Angstreaktionen zum Einsatz kommt, werden Angstsituationen anfangs oft nur in der Vorstellung aufgesucht. Hier soll eine der Angst entgegengesetzte Reaktion, nämlich Entspannung, erlernt und in den entsprechenden Angstsituationen eingesetzt werden. Dieses Verfahren beruht auf der wissenschaftlichen Erkenntnis, daß in einem Entspannungszustand keine Angstbeschwerden auftreten können. Die systematische Desensibilisierung wird verwendet, wenn praktische Übungen nicht möglich sind oder vom Patienten noch als zu belastend erlebt werden.

Kognitive Therapie

Bei der kognitiven Therapie erkennt der Patient, daß seine alten Gedankengänge die Angst nur noch schüren, und er lernt, sie durch konstruktive, realitätsnahe Denkmuster zu ersetzen

Die sogenannte kognitive Therapie konzentriert sich vor allem auf Bewertungen und Interpretationen des Patienten, die ihm äußere Situationen als »bedrohlich«, »gefährlich« und »nicht bewältigbar« erscheinen lassen. Es handelt sich dabei um häufig automatisch ablaufende Gedanken oder Selbstgespräche, die – wie beim Kreislauf der Angst verdeutlicht – Angstgefühle nur noch verstärken. Die Therapie zielt darauf ab, Einschätzungen und Bewertungen zu vermitteln, die der Realität entsprechen und nicht dem subjektiven Katastrophendenken des Betroffenen. Auch hier ist das Üben in den bisher angstauslösenden Situationen unverzichtbarer Bestandteil einer erfolgreichen Therapie.

Andere Verfahren

Neben den oben genannten Techniken, können in der Verhaltenstherapie immer auch Verfahren verwendet werden, die sich auf andere mit der Störung zusammenhängende Problembereiche beziehen. Hierzu gehören zum Beispiel ein Training der Selbstsicherheit und der Kommunikations- oder emotionalen Ausdrucksfähigkeit. Dies wird immer dann notwendig sein, wenn es durch die Erkrankung schon zu vielfältigen Veränderungen im Tagesablauf und Lebensplan gekommen ist.

Eine systematische verhaltenstherapeutische Tagesstrukturierung ist zum Beispiel dann erforderlich, wenn der Betroffene wegen seiner Angstprobleme depressiv geworden sind. Viele Patienten stehen nach einer erfolgreichen Angsttherapie vor der Aufgabe, ihr Leben, ihre berufliche Lage und vor allem ihre Beziehungen zu Lebenspartnern, Freunden und Arbeitskollegen neu zu ordnen. Dabei spielen durchschaubare systematische Aktivitätspläne oft eine entscheidende Rolle.

Und schließlich empfinden auch viele Patienten eine durchaus erfolgreiche Verhaltenstherapie Ihrer Angstprobleme als unzureichend. Sie wünschen, die Ursachen ihrer Erkrankung noch tiefer zu verstehen und weitergehende Einstellungs- und Verhaltensänderungen zu erzielen. Hierbei können andere psychotherapeutische Verfahren – wie zum Beispiel eine tiefenpsychologische Einzel- oder Gruppentherapie – ein notwendiger Baustein sein.

Verhaltenstherapie wird in erster Linie von Psychologen (Dipl.-Psych.) durchgeführt, aber auch von Psychiatern und Nervenärzten. Viele psychologische und ärztliche Verhaltenstherapeuten sind aufgrund ihrer Ausbildung von den Krankenkassen anerkannt. Eine Liste der zugelassenen Verhaltenstherapeuten ist über Ihre Krankenkasse oder die Kassenärztliche Vereinigung zu beziehen. Diese Behandlungen werden über Krankenschein abgerechnet. Darüber hinaus haben einzelne Kassen Sonderregelungen (zum Beispiel Techniker-Krankenkasse), die Sie erfragen müssen. Im Anhang sind einige weitere Adressen angegeben, bei denen Sie Informationen einholen können.

Bei wem kann ich mich verhaltenstherapeutisch oder psychotherapeutisch behandeln lassen?

Nur Übung macht den Meister

Allgemein ist zur Verhaltenstherapie zu sagen, daß es immer auf das regelmäßige Üben ankommt. Nur wenn Sie gewissenhaft die vom Therapeuten aufgegebenen Übungen täglich durchführen, stellt sich der Erfolg ein.

Behandlung mit Medikamenten

Schon immer haben Menschen versucht, durch die Einnahme verschiedenster Stoffe Angst zu bekämpfen. Medikamente können helfen, die Erregung zu dämpfen, sie können zu größerer Ausgeglichenheit führen, und sie können auch vorübergehend oder vorbeugend die Schwelle für das Ausbrechen von Angstanfällen erhöhen. In den letzten Jahren wurde aber darüber hinaus eine Vielzahl neuer Medikamente entwickelt, die Angsterkrankungen wesentlich spezifischer beeinflussen und zum Teil nur bei bestimmten Angsterkrankungen wirksam sind. Die Entscheidung, welche Art von Medikament für Ihre Problematik am erfolgversprechendsten ist, kann nur Ihr Arzt treffen.

Beachten Sie auch, daß die neuen Formen medikamentöser Behandlungen oft mit umfangreichen Handlungsanweisungen verbunden sind: Wie auch in der Verhaltenstherapie erhalten Sie »Aufgaben« in Form von einem Angsttagebuch, Handlungsanweisungen für Angstsituationen und Angstbewältigungstechniken. Die »Pille«, das heißt die pharmakologische Substanz, ist dabei oft weniger entscheidend als Ihre persönliche aktive Mitarbeit.

Die Wirkung der Medikamente beruht ganz allgemein darauf, daß angstlösende Arzneistoffe sich an die Wände der Nervenzellen anlagern und diese gegen eine Erregung durch andere Nervenzellen abschirmen. Die genauen Vorgänge sind allerdings sehr komplex und betreffen vielfältige Teilsysteme von Nervenzellen und Botenstoffen. Die einzelnen Medikamente unterscheiden sich zum Teil wesentlich in ihren Wirkungen und Nebenwirkungen voneinander und beeinflussen jeweils unterschiedlich stark verschiedene beteiligte Hirnstoffwechsel-Systeme.

Einige Medikamente wie die *Benzodiazepine* sind geeignet, akute Angsterregungen – wie sie bei allen Formen von Angsterkrankungen auftreten können – zu dämpfen. Sie wirken zwar über eine Bindung an entsprechende Benzodiazepin-Rezeptoren in unserem Gehirn schnell angstlösend und beruhigend, beeinträchtigen aber die Aufmerksamkeit und können somit beim Autofahren und bei der Arbeit Probleme machen. Zudem erfordern sie häufig sehr bald eine schrittweise Dosiserhöhung, weil sich der Körper an das Medikament gewöhnt. Die Gefahr von Abhängigkeit ist bei diesen Mitteln besonders hoch. Deshalb sollten Benzodiazepine immer nur kurzfristig, das heißt für Tage bis Wochen, und immer nur unter strenger Aufsicht des Arztes eingenommen werden.

Beachten Sie ferner, daß nach Absetzen der Benzodiazepine die Angstprobleme zumeist wiederkehren – bei langer Einnahme bei manchen Patienten sogar stärker als je zuvor. Sie sind also nur bei kurzfristiger Einnahme zum Beispiel in Krisen angezeigt.

Wegen dieser Gefahren und Nachteile werden derzeit einerseits neue angstlösende Medikamente entwickelt, die nicht so gefährlich sind (Suchtgefahr), andererseits werden im Zusammenhang mit Benzodiazepinen auch spezielle Zusatzbehandlungen angeboten, die die Abhängigkeits- und Rückfallgefahr verringern sollen.

Die *klassischen trizyklischen Antidepressiva* dienen in erster Linie über das sogenannte noradrenerge System der Verhinderung von wiederkehrenden Angstanfällen sowie der Unterstützung von aktivem,

Benzodiazepine sind immer nur eine vorübergehende Hilfe. Sie machen leicht süchtig und erhöhen erheblich die Wirkung von Alkohol und Schlafmitteln

Hilfreiche Medikamente bei Angsterkrankungen

- ❱ klassische Benzodiazepine
- ❱ neue Benzodiazepine
- ❱ trizyklische Antidepressiva
- ❱ neue Antidepressiva und sogenannte serotonerge Substanzen (Selektive Serotonin Reuptake Inhibitor = SSRI)
- ❱ MAO-Hemmer sowie reversible MAO-Hemmer (= Monoaminoxidase-Hemmer)

Ferner werden manchmal folgende Medikamente eingesetzt, die allerdings in ihrer Wirksamkeit und ihren Risiken nicht gut untersucht sind:
- ❱ Betablocker
- ❱ Neuroleptika
- ❱ pflanzliche Präparate

Die klassischen Antidepressiva helfen auch bei Panikstörungen sowie manchmal bei der generalisierten Angsterkrankung

angstfreiem Verhalten. Wichtig bei den Antidepressiva, die nicht abhängig machen, ist, daß diese Medikamente meist nicht sofort, sondern erst nach zwei bis drei Wochen eine Erleichterung bringen. Zudem ist zu beachten, daß sie anfangs oft stärkere Nebenwirkungen haben, die allerdings bei den meisten Patienten nach zwei bis drei Wochen abklingen. Allerdings sind diese Antidepressiva nicht für alle Patienten geeignet, speziell bei bestimmten körperlichen Erkrankungen muß Ihr Arzt die möglichen Risiken genau abwägen.

Die *neuen Antidepressiva* (stärker serotonerg wirkende Substanzen) wirken in etwas anderer Weise als die klassischen Antidepressiva. Sie greifen spezifischer in ein Transmittersystem ein, das bei der Angst-Streß-Regulation ebenso wie bei Depressionen möglicherweise in seiner Balance gestört ist: das sogenannte serotonerge System. Diese serotonergen Substanzen wirken zum Teil auf unterschiedlichen Wegen. Einige helfen vor allem bei Panikstörungen, andere wirken eher angstlösend bei generalisierter Angsterkrankung und Mischbildern von Angst und Depression. Auch diese neuen Antidepressiva können bei einigen Patienten anfangs unangenehme Nebenwirkungen haben. Beson-

ders in den ersten zwei Wochen heißt es also, durchhalten. Ein Vorteil ist, daß diese Medikamente nicht abhängig machen – deshalb können sie auch wie die klassischen Antidepressiva über längere Zeitspannen verschrieben werden. Die *MAO-Hemmer* wurden ursprünglich fast ausschließlich bei Depressionen verschrieben. Sie sind zwar nebenwirkungsreicher und potentiell gefährlicher als andere Antidepressiva (sie erfordern strengere Diät), allerdings wurden kürzlich reversible, nebenwirkungsärmere MAO-Hemmer entwickelt, die vor allem bei der sozialen Phobie hilfreich sein können.

Andere Medikamente wie die erwähnten Betablocker, Neuroleptika und pflanzlichen Präparate sind nicht hinreichend erprobt und bewährt. Betablocker helfen offensichtlich nur Patienten mit sehr spezieller Problematik (man vermutete bei Prüfungsangst). Neuroleptika sind eigentlich Mittel zur Behandlung von Psychosen wie der Schizophrenie. Sie werden aber, weil sie auch angstlösende Eigenschaften haben, von einigen Ärzten bei Angstzuständen niedrig dosiert in Form von wöchentlichen Depotspritzen verschrieben. Vermutlich geschieht dies mit der Absicht, die Suchtgefahr der Benzodiazepine zu vermeiden. Eine

Die neuen Antidepressiva sind besser verträglich. Bestimmte serotonerge Medikamente helfen bei der Panikstörung, andere bei der generalisierten Angststörung

Die neuen reversiblen MAO-Hemmer können bei der Behandlung der sozialen Phobie eingesetzt werden solche Behandlung ist allerdings weder zugelassen noch nebenwirkungsfrei. Zudem können erhebliche neurologische Spätschäden entstehen.

Einige Punkte sind bei der Verschreibung von Medikamenten gegen Angststörungen besonders zu beachten. Gerade weil es für die Behandlung von Angsterkrankungen auch medikamentös sehr viele Möglichkeiten gibt, ist der Rat des Fachmanns von besonderer Wichtigkeit. Grundsätzlich gilt, daß jedes Medikament anders wirkt und daß eine Selbstmedikation bei Angst gefährlich ist. Die Medikamente sollten nur auf Rat eines Arztes eingenommen werden, da wirksame Substanzen immer auch unerwünschte Wirkungen haben können. Dies ist auch bei den pflanzlichen Arzneien der Fall.

Im Zusammenhang mit Beruhigungsmitteln und angstlösenden Medikamenten besteht auch das Problem der Abhängigkeit. Einige Medikamente, zum Beispiel die Benzodiazepine, wirken kurzfristig sehr gut, können aber im Laufe der Zeit ihre Wirkung verlieren. Viele Patienten sind dann gezwungen, die Dosis zu steigern, was zu körperlicher Abhängigkeit

führen kann. Andere Mittel, zum Beispiel solche gegen akute Erregungszustände, können zu einer Gewöhnung führen, das heißt, man hat irgendwann das Gefühl, ohne das Medikament nicht mehr auszukommen. Andere Medikamente gegen Angst wie die Antidepressiva machen nicht abhängig, wirken dagegen nur bei länger andauernder, das heißt wochenlanger Einnahme. Die medikamentöse Behandlung von Angst ist also kompliziert und eine Sache des Arztes.

Die medikamentöse Therapie kann jedoch anfangs erfolglos bleiben. Dafür gibt es verschiedene Gründe, zum Beispiel daß Sie das Medikament schlecht vertragen, daß die Dosierung noch nicht ausreichend ist, daß Sie das Medikament nicht regelmäßig einnehmen können oder daß begleitende Erkrankungen die Therapie komplizieren. Zusätzlich auftretende Belastungen in Familie oder Beruf können ebenso die Ursache sein.

In jedem Einzelfall ist es nötig, zusammen mit dem Arzt zu überlegen, welche Behandlungsform – medikamentös, verhaltenstherapeutisch oder auch beides – in Frage kommt.

Vorsicht bei Neuroleptika. Sie haben in der Therapie von Angsterkrankungen nichts zu suchen

Hände weg von der Selbstmedikation bei Angsterkrankungen. Selbst scheinbar harmlose pflanzliche Präparate können unerwünschte Nebenwirkungen haben

Bei der medi-kamentösen Behandlung ist immer im Auge zu behalten, daß bestimmte Mittel Sucht erzeugen

Angstbewältigung bei schweren körperlichen Erkrankungen und Unfällen

Angst bei körperlichen Erkrankungen und Eingriffen

Eine besondere Form oft langandauernder Belastung, die mit Angst und Streß verbunden ist, sind körperliche Erkrankungen. Deren Bandbreite reicht von schweren Zuckerkrankheiten (Diabetes) über Herzerkrankungen, Nierenerkrankungen, Unfallfolgen bis zu Krebs. Dabei können Angstgefühle und Erwartungsängste in allen Phasen ärztlicher Untersuchungs- und Behandlungsschritte auftreten.

▶ Erwartungsangst bei der Diagnostik: Ausgeprägte Erwartungsängste sind bei den meisten Menschen normale Reaktionen. Sie treten als Reaktion auf die Ungewißheit und Unsicherheit im Zusammenhang mit medizinischen Untersuchungen und Behandlungen auf. Darunter fällt zum Beispiel die ängstlich-gespannte Erwartung der Diagnose oder das Warten auf einen speziellen Befund oder auf die Mitteilung, daß eine Operation unumgänglich ist.

▶ Ängste und Sorgen in der Therapie: Tiefgreifender und einschneidender können diese Angstreaktionen werden, wenn es um eine kurz- oder langfristige medikamentöse Therapie oder gar einen operativen Eingriff geht. Aber auch hier sprechen wir von einer realen, das heißt normalen Angstreaktion, die für den Betroffenen ein Signal ist, sich mit der Krankheit nun aktiv auseinanderzusetzen. Insbesondere wenn es um Krebsbehandlungen wie zum Beispiel die operative Entfernung eines Tumors oder die medikamentöse oder Strahlenbehandlung von Tochtergeschwülsten geht, treten oft besonders ausgeprägte Ängste auf. Der Betroffene macht sich Sorgen wegen bleibender Schädigungen, Behinderungen und der Form zukünftiger Lebensführung, oder er befürchtet, bald sterben zu müssen. Damit verknüpft sind dann auch Angst vor Verlust der Liebe und Zuwendung des Partners bis hin zum tatsächlichen Verlust des Selbstwertgefühls. Hinzu kommt die Angst vor Vereinsamung. Wenn die Erkrankung mit akuten oder chronischen Schmerzen verbunden ist, fühlen sich die Patienten in der Regel anfangs vollkommen hilflos und haben Angst vor den Schmerzen. Da starke Angst die Schmerzempfindungen meist verstärkt und umgekehrt Schmerz (Erwartungs-) Angst steigert, kann es so zu einem quälenden Teufelskreis kommen, aus dem die Betroffenen oft keinen Ausweg mehr sehen.

▶ Angst vor dem Krankenhaus: Die Einweisung ins Krankenhaus bedeutet für jeden einen mehr oder minder tiefen Einschnitt in die Lebensführung. Die unbekannte Krankenhausatmosphäre, die oft nicht nachvollziehbaren Abläufe auf der Station und die Konfrontation mit dem Leiden und Sterben der Mitpatienten verunsichern. Auf diesem Boden der Verunsicherung gedeihen Ängste besonders gut. Sie werden durch die Durchführung von modernen, nicht durchschaubaren technischen Untersuchungsmethoden wie der Computertomographie, der Kernspintomographie, Herzkatheter-Untersuchungen und dergleichen schnell verstärkt. Laienhafte Fehlinformationen durch Zeitungen und Fernsehen, dramatisierende Schilderungen von Mitpatienten, aber auch die oft bedrohlichen und nicht immer einfühlsamen Aufklärungen von seiten des behandelnden Personals verschlimmern solche Ängste. Dies gilt vor allem für intensivmedizinische Behandlungen nach schweren Unfällen oder Operationen.

▶ Angst vor den Folgen medizinischer Eingriffe: Schließlich ist auch auf die oft realistische Angst vor dauernden und möglicherweise sichtbaren »Entstellungen« hinzuweisen. Alle Menschen fürchten selbst kleinste Narben, vor allem im Gesicht, an den Händen, Armen und am Oberkörper. In besonderem Maße gilt dies für operative Eingriffe an der weiblichen Brust oder gar deren teilweise oder vollständige Amputation sowie für Brandverletzungen, bei denen die Haut als entscheidendes körperliches, seelisches und soziales Schutzorgan betroffen ist.

Die hier angesprochenen Sorgen und Befürchtungen können dazu führen, daß die Angstgefühle so überhandnehmen, daß die Aufnahme- und Verarbeitungsfähigkeit blockiert ist. Die Betroffenen nehmen dann gutgemeinte Aufklärungsversuche nur noch teilweise wahr und konzentrieren sich mehr auf die negativen, bedrohlichen Aspekte als auf die Hoffnung vermittelnden, positiven Inhalte. So werden leicht die realen, »normalen« Ängste und Erwartungsspannungen durch furchterregende Phantasien überlagert, und die Betroffenen sehen nur noch die drohende Katastrophe. Die eigentlich normale Angst kann dann beispiels-

Übersteigerte Ängste machen erst recht krank und verzögern die Genesung

Das Verdrängen und Überspielen von Sorgen und Angst kann allenfalls in bestimmten Situationen kurzfristig Erleichterung verschaffen – das gilt sowohl für den Patienten als auch für seine Angehörigen und Freunde

Auch im Umgang mit den vielfältigen Ängsten und Sorgen bei schweren körperlichen Erkrankungen und Unfällen geht es entscheidend darum, sich den Befürchtungen aktiv zu stellen, sie auszusprechen und sie zu bearbeiten

weise bei einer gut zu behandelnden Nachblutung infolge eines operativen Eingriffs bei einem Patienten zu einer überwältigenden Angst »vor dem Ausbluten und Sterben« werden.

Eine andere Folge kann bei immer wiederkehrenden Schmerzanfällen oder bei der wiederholten Erfahrung von schmerzhaften Behandlungsverfahren die Entwicklung eines Teufelskreises von Angst und Schmerz sein. Dabei werden sowohl das Schmerzerleben als auch das Angsterleben immer quälender empfunden.

Es ist wichtig, darauf hinzuweisen, daß ganz ähnliche Ängste auch von Angehörigen und engen Bezugspersonen durchlitten werden. Sie werden ebenso mit Furcht und Schrecken konfrontiert, wenn ein Angehöriger oder Partner von einer schweren Erkrankung oder einem schweren Unfall betroffen ist. Weiter unten gehen wir auf die Bewältigung solcher Ängste ein; es sei aber jetzt schon darauf hingewiesen, daß ein passives Hinnehmen von Ängsten und Bedrohungserlebnissen weder die Angstgefühle noch die Umstände, die solche Empfindungen auslösen, beseitigt oder entschärft. Es geht entscheidend um Ihren aktiven Anteil im Umgang mit Ängsten, die Ihnen weder der Fachmann noch Verwandte, noch

Freunde abnehmen können. Aber Ihre Umwelt, das heißt Ihr Arzt, Ihr Partner, ein Familienangehöriger oder Freund, kann fachliche Hilfe beziehungsweise emotionale Unterstützung anbieten, indem er Ihre Ängste ernst nimmt und Sie begleitet, um die Angst auf ein erträgliches Maß zurückzuschrauben.

Wie wir schon eingangs verdeutlicht haben, ist ein rein passives Hinnehmen von Ängsten und Bedrohungserlebnissen in den meisten Fällen keine hilfreiche Methode. Überspielen, verdrängen oder gar sich aufgeben hilft allenfalls kurzfristig und nur in bestimmten Krisensituationen. Aber langfristig sind diese Verhaltensweisen weder geeignet, Ihre Ängste zu lösen, noch helfen sie, eine Krankheit oder bedrohliche Langzeitfolgen zu bewältigen.

Es ist natürlich leichter gesagt als getan, sich den Angstgefühlen zu stellen, besonders wenn Sie sich ihnen gerade hilflos und verzweifelt ausgeliefert fühlen und Schmerzen leiden. Was können Sie also tun?

Über Angstgefühle und Sorgen sprechen: Allein auf sich gestellt, ist man in der Regel bei der Auseinandersetzung mit übermächtigen Ängsten überfordert. Gerade weil viele Ängste im Zusammenhang mit körperlichen Krankheiten, Unfällen und ihren Folgen vager und unbestimmter Natur sind, kommt es leicht zu einem Teufelskreis der Krankheitsbeschwerden und der körperlichen, gedanklichen und gefühlsmäßigen Anteile von Angst – die Situation erscheint schließlich ausweglos. Deswegen ist es wichtig, sich anderen anzuvertrauen und über seine Sorgen, Ängste und Befürchtungen offen zu reden. Gespräche mit dem Partner, einem Familienmitglied und Freunden können eine Möglichkeit sein.

Mitunter stehen aber die Angehörigen und der Ehepartner gefühlsmäßig der Problematik zu nahe. Angehörige leiden oft genauso mit und fühlen sich ebenfalls hilflos gegenüber der Herausforderung durch die Krankheit oder den Unfall und das Leiden mit seinen Folgen. Zudem besteht oft auch die Neigung, den Patienten zu schonen. Ein im besten Sinne etwas distanzierterer Vertrauter kann oft ruhiger und gelassener zuhören sowie sachliche und realistische Unterstützung vermitteln. Weitere Ansprechpartner können Ihre Ärzte, ein Klinikpsychologe, aber auch Seelsorger sein, selbst wenn Sie sich nicht im Glauben verwurzelt fühlen.

Aber bedenken Sie: Ihre Umwelt kann Ihnen nur zuhören, Ihre Ängste ernst nehmen und Sie bei Ihrer Auseinandersetzung mit der Angst begleiten, gegebenenfalls auch menschliche, soziale und fachliche Hilfe anbieten. Eine Lösung der Angstproblematik wird damit allein jedoch nur selten erreicht. Derartige Gespräche helfen aber oft, die Angst auf ein erträgliches Maß zurückzuführen.

Sich sachgerecht informieren: Von entscheidender Bedeutung bei der Bewältigung von Angst ist das Einholen kompetenter, realitätsgerechter Informationen über Diagnose, Therapiemöglichkeiten und voraussichtliche Prognose. Viele Betroffene vermeiden dies, weil sie befürchten, noch mehr bedrohliche und sie überfordernde Einzelheiten zu erfahren. Diese Einstellung ist nicht ganz unbegründet. Wir wissen, daß in vielen Krankenhäusern, Rehabilitationskliniken und ambulanten Einrichtungen das Personal oft nicht die notwendige Zeit hat, um die Aufklärung ausführlich und auf Ihre konkrete Situation abgestimmt zu gewährleisten. Aber Sie haben ein Anrecht darauf und sollten dies, vielleicht mit Unterstützung Ihrer Angehörigen, einfordern. Sollte es in Ihrer Behandlungseinrichtung allgemeine Aufklärungs- und Informationsveranstaltungen geben, sollten Sie diese in Absprache mit Ihrem Arzt wahrnehmen. So können Sie Schritt für Schritt lernen,

Offene Gespräche mit anderen Menschen helfen, Ängste abzubauen und wieder klarer zu sehen. Um eine Angsterkrankung zu heilen, müssen die Betroffenen jedoch meist weitere Bearbeitungsschritte tun

Durch eine sachgerechte Aufklärung und Information sind Sie in der Lage, Ihre Befürchtungen, Sorgen und Ängste einzugrenzen, um dann überlegter mit ihnen umzugehen

leichter mit Ihren kraftraubenden Ängsten umzugehen und sich nicht nur hilflos zu fühlen.

Fachliche Hilfe: Wenn Ihre Angehörigen durch die Ereignisse und Ihre Leidenssituation selbst überfordert sind und bei ihnen das Zuhören massive Traurigkeit, Verzweiflung und Hilflosigkeit auslöst oder wenn es Ihnen nicht gelingt, Ihre Hemmungen zu überwinden und sich offen auszusprechen, oder wenn Sie kein Vertrauensverhältnis zum Klinikpersonal, zu Ihren Freunden oder Bekannten entwickeln können, dann ist in der Regel ein Gespräch mit Ihren Ärzten und die Bitte um fachliche Hilfe ein möglicher Ausweg. Psychologen, Psychiater, Psychotherapeuten, aber auch qualifizierte Seelsorger können dann fast immer eine Brücke bauen und Ihnen bei der Lösung Hilfestellung anbieten.

Aber auch hier gilt, daß Ihnen selbst die Fachleute die notwendige aktive Auseinandersetzung nicht vollkommen abnehmen können.

Sollten Sie bereits vor Ihrer Erkrankung erste psychische oder soziale Probleme gehabt oder unter einer der in diesem Buch besprochenen Angst gelitten haben, können sich diese Störungen nun unter Umständen verschlimmern oder wieder aufbrechen. Zögern Sie im eigenen Interesse nicht, dies Ihren Ärzten vor Beginn der Behandlung oder Operation vertrauensvoll mitzuteilen. Bei der Durchführung bedrohlich wirkender diagnostischer und therapeutischer Maßnahmen im Rahmen Ihrer körperlichen Erkrankung wird man diese vorbestehenden Probleme dann besser mitberücksichtigen können und zusätzliche psychologische oder medikamentöse Hilfen einsetzen.

Hilfe bei akuten und chronischen Schmerzen: Schmerz, Angst, Streßbelastung und Niedergeschlagenheit sind bei körperlichen Erkrankungen oft eng miteinander verbunden und erfordern gerade bei schweren anfallsartigen und chronischen Schmerzen eine spezifische Schmerzbehandlung. Es gibt heute eine breite Palette von medikamentösen, psychologischen und sonstigen Hilfen, die den Teufelskreis von Angst und Schmerz durchbrechen. Dies gilt nicht nur für den Akutschmerz, etwa nach Unfällen oder nach Operationen, sondern insbesondere auch für chronische Schmerzzustände. Wesentlich ist, daß Sie über Ihre Schmerzen sprechen, Ihre Sorgen und Befürchtungen offen darlegen und sich nicht scheuen, Hilfe zu fordern.

Soziale Hilfen: Viele Sorgen und

Ängste nach einer körperlichen Erkrankung oder nach einem Unfall mit Krankenhausbehandlung haben mit sozialen, finanziellen und beruflichen Problemen zu tun – aktuellen, aber auch möglicherweise zukünftigen. Scheuen Sie sich nicht, die in fast allen Krankenhäusern und Rehabilitationseinrichtungen tätigen Sozialarbeiter zu befragen. Bei Arbeitsunfällen steht Ihnen auch der Berufshelfer Ihrer Berufsgenossenschaft zur Verfügung.

Selbsthilfegruppen: Bei der langfristigen nachstationären Betreuung und der Rehabilitation von chronischen beziehungsweise bleibenden Folgeerkrankungen treten oft Ängste auf, allein gelassen zu sein und kein wirkliches Verständnis im alten Umfeld zu finden. Diese Befürchtungen führen im schlimmsten Fall zu Isolation und Vereinsamung. Selbsthilfegruppen oder therapeutische Gruppen (Malen, Gestalten, Entspannungsmethoden), vermögen hier Rückhalt zu bieten. Hinzuweisen ist in diesem Zusammenhang auch auf verschiedene Hilfsangebote im Bereich der Krebserkrankungen. Bei weit fortgeschrittenen Krebserkrankungen können Sie kundige Hilfe über die Hospizbewegung erhalten.

Die in Kliniken und Rehabilitationszentren tätigen Sozialarbeiter beraten Sie und organisieren für Sie juristische, soziale und finanzielle Hilfe

Adressen von Selbsthilfegruppen erhalten Sie über die großen Wohlfahrtsverbände, über Kirchen und Kliniken. Sie können auch Ihren Haus- oder Facharzt danach fragen.

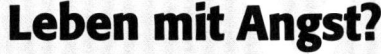

Leben mit Angst?

Angst ist ein
elementarer
Bestandteil der
menschlichen
Existenz – es
kommt lediglich
auf den rechten
Umgang mit der
Angst an

Unser Anliegen war, Ihnen mit diesem Ratgeber einen klaren Überblick über die verschiedenen Ausprägungen und Behandlungsmöglichkeiten von Angsterkrankungen wie der Panikstörung, der generalisierten Angst und den Phobien zu vermitteln. Auch wollten wir Ihnen deutlich machen, daß die Bewältigung und Überwindung von Angsterkran-

kungen nicht von heute auf morgen gelingen kann. Die dauerhafte Lösung von Angstproblemen setzt immer voraus, daß Sie

▶ Angstgefühle als eine grundsätzlich normale, aber übersteigerte biologische Reaktionsweise Ihres Körpers frühzeitig erkennen und bewußt annehmen;

▶ versuchen, sich Ihren kritischen Angstsituationen immer wieder

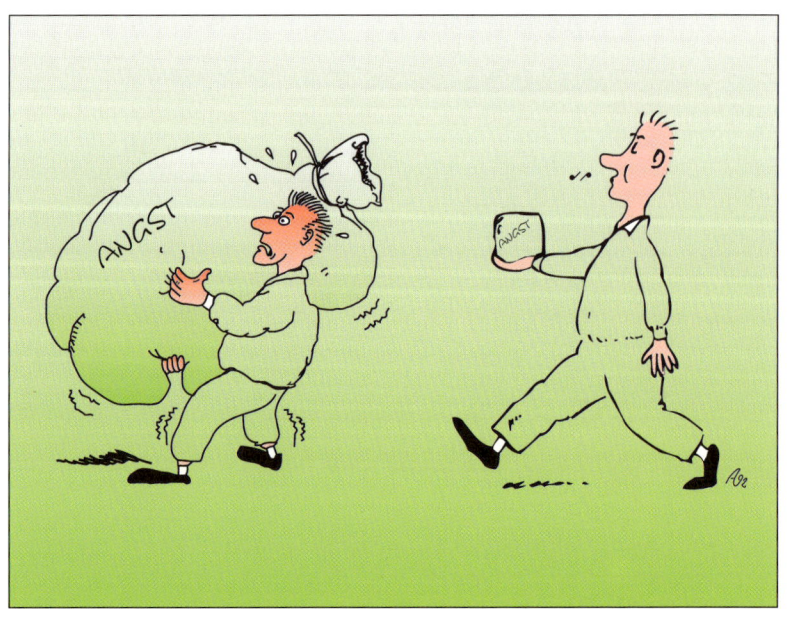

bewußt zu stellen und nicht Ihrer Neigung nachgeben, ihnen aus dem Weg zu gehen und sie zu vermeiden.

Beginnen Sie so früh wie möglich mit dieser aktiven Auseinandersetzung und Bearbeitung Ihrer Ängste. Setzen Sie nicht darauf, daß die Probleme von allein verschwinden oder durch eine plötzliche Wunderheilung kuriert werden können.

Auch eine Angstbehandlung durch einen Spezialisten ist auf eine *langfristige* Besserung ausgerichtet. Sinn der Therapie ist, Ihnen zu helfen, besser mit Angstproblemen umzugehen. Das heißt, daß die Belastungen, die Sie aufgrund Ihrer Angst empfinden, und die sich daraus ergebenden Einschränkungen soweit wie möglich gemildert werden.

Auf dem rechten Teil der Abbildung ist das Ziel erkennbar: Ihnen einen gelasseneren Umgang mit Angst zu vermitteln. In diesem Sinne gehört Angst auch als Zeichen von Gesundheit zum Leben eines jeden Menschen.

VI. Anhang

Fragebogen zu Angsterkrankungen

Der folgende Fragebogen soll Ihnen dabei helfen, sich selbst einzuschätzen; seine Auswertung zeigt lediglich an, ob sie *möglicherweise* unter einer Angststörung leiden. Der Fragebogen gibt also nur einen ersten Hinweis. Nur ein Nervenarzt, ein Psychologe oder ein Psychotherapeut kann letztlich entscheiden, ob diese Verdachtsdiagnose zutrifft und welche der Behandlungsmöglichkeiten für Sie persönlich am erfolgversprechendsten sind.

Sollten Sie zwar unter einigen der Angstbeschwerden erheblich leiden, trifft jedoch nach dem Durcharbeiten des Fragebogens keine der Angststörungen für Sie persönlich zu, ist es empfehlenswert, mit Ihrem Arzt darüber zu sprechen.

Er wird Sie gegebenenfalls zu einer genaueren Abklärung an einen Facharzt überweisen.

Der Fragebogen geht auf fünf Angststörungen ein. Die Fragen sind jeweils mit Ja oder Nein zu beantworten. Am Ende eines jeden Abschnitts finden Sie den Auswertungsschlüssel. Sollten Sie alle vorhergehenden Fragen bejaht haben, liegt möglicherweise die in dem Abschnitt abgefragte Störung vor.

Bedenken Sie, daß dieser Fragebogen auf nur einige der möglichen Angststörungen eingeht. Die sogenannte posttraumatische Belastungsreaktion, Anpassungsstörungen und andere psychische Störungen können nur durch ein persönliches Gespräch diagnostiziert werden.

Fragen zur Panik- störung

1. Hatten Sie schon einmal einen Angstanfall, das heißt, wurden Sie ganz plötzlich und unerwartet von starker Angst oder Beklommenheit überfallen, und zwar in Situationen, in denen die meisten Menschen nicht ängstlich sind?

❏ Ja ❏ Nein

2. Solche Angstanfälle treten manchmal auf, wenn man wirklich in ernster Gefahr ist oder wenn man im Mittelpunkt der Aufmerksamkeit steht. Treten Ihre Angstanfälle auch unabhängig von solchen Situationen auf?

❏ Ja ❏ Nein

3. Versuchen Sie, sich an einen Ihrer schwersten Angstanfälle zurückzuerinnern. Hatten Sie während dieses Angstanfalls
▶ Atemnot oder Schwierigkeiten, Luft zu bekommen?

❏ Ja ❏ Nein
▶ Herzklopfen?

❏ Ja ❏ Nein
▶ Schwindel, Benommenheitsgefühle?

❏ Ja ❏ Nein
▶ ein Engegefühl oder Schmerzen in Brust oder Magen?

❏ Ja ❏ Nein

▶ Kribbeln oder Taubheitsgefühle?

❏ Ja ❏ Nein
▶ Erstickungsgefühle?

❏ Ja ❏ Nein
▶ das Gefühl, einer Ohnmacht nahe zu sein?

❏ Ja ❏ Nein
▶ geschwitzt?

❏ Ja ❏ Nein
▶ gezittert oder gebebt?

❏ Ja ❏ Nein
▶ die Dinge um Sie herum als unwirklich empfunden?

❏ Ja ❏ Nein
▶ die Befürchtung, daß Sie sterben könnten?

❏ Ja ❏ Nein
▶ die Befürchtung, verrückt zu werden?

❏ Ja ❏ Nein
▶ einen Brechreiz verspürt?

❏ Ja ❏ Nein
▶ Beklemmungsgefühle?

❏ Ja ❏ Nein
▶ einen trockenen Mund?

❏ Ja ❏ Nein

4. Traten diese Beschwerden sehr plötzlich auf, und verschlimmerten sie sich dann innerhalb von Minuten?

❏ Ja ❏ Nein

5. Hatten Sie jemals vier Angstanfälle innerhalb von vier aufeinanderfolgenden Wochen?

❏ Ja ❏ Nein

6. Hatten Sie nach einem solchen Angstanfall wochenlang ständig Angst davor, wieder einen solchen Angstanfall zu bekommen?

❏ Ja ❏ Nein

Haben Sie die Fragen 1, 2, mindestens eine Beschwerde von Frage 3 sowie die Fragen 4 (oder 5) und 6 mit Ja beantwortet? Wenn dies zutrifft, haben Sie möglicherweise eine Panikstörung. Notieren Sie sich, wann Sie zum ersten Mal einen Angstanfall hatten und wann zum letzten Mal.

Fragen zur generalisierten Angststörung

Nun fragen wir nach langandauernden Angstzuständen:

7. Haben Sie sich jemals sechs Monate oder länger fast unablässig ängstlich, angespannt und besorgt gefühlt?

❏ Ja ❏ Nein

8. Machten Sie sich ständig Sorgen über Dinge, die mit großer Wahrscheinlichkeit gar nicht eintreten?

❏ Ja ❏ Nein

9. Machten Sie sich ständig Sorgen über Dinge, die eigentlich gar nicht so schwerwiegend sind?

❏ Ja ❏ Nein

10. Machten Sie sich über verschiedene Dinge (Kinder, Familie, Gesundheit) Sorgen?

❏ Ja ❏ Nein

11. In diesen Zeiten, wenn Sie sich ängstlich und besorgt fühlten,

▶ waren Sie da leicht ermüdbar?

❏ Ja ❏ Nein

▶ waren Sie sehr aufgeregt, nervös und schreckhaft?

❏ Ja ❏ Nein

▶ zitterten Sie, oder bebte Ihr Körper?

❏ Ja ❏ Nein

▶ fühlten Sie sich rast- und ruhelos?

❏ Ja ❏ Nein

▶ hatten Sie Muskelverspannungen oder -schmerzen?

❏ Ja ❏ Nein

▶ hatten Sie große Konzentrationsprobleme?

❏ Ja ❏ Nein

▶ waren Sie besonders leicht reizbar?

❏ Ja ❏ Nein

▶ schwitzten Sie sehr stark?

❏ Ja ❏ Nein

▶ litten Sie unter Herzklopfen oder Herzrasen?

❏ Ja ❏ Nein

▶ hatten Sie kalte, feuchte Hände?

❏ Ja ❏ Nein

▶ fühlten sie sich schwindlig oder benommen?

❏ Ja ❏ Nein

▶ hatten Sie einen trockenen Mund?

❏ Ja ❏ Nein

▶ litten Sie unter Übelkeit oder Durchfall?

❏ Ja ❏ Nein

▶ mußten sie zu oft Wasser lassen?

❏ Ja ❏ Nein

▶ hatten Sie Hitzewallungen oder Kälteschauer?

❏ Ja ❏ Nein

▶ hatten Sie Atemnot oder das Gefühl zu ersticken?

❏ Ja ❏ Nein

▶ hatten Sie Schluckbeschwerden?

❏ Ja ❏ Nein

▶ hatten Sie Ein- oder Durchschlafschwierigkeiten?

❏ Ja ❏ Nein

▶ hatten Sie Magenbeschwerden?

❏ Ja ❏ Nein

▶ fühlten Sie sich einer Ohnmacht nahe oder unwirklich?

❏ Ja ❏ Nein

▶ hatten Sie das Gefühl, die Kontrolle zu verlieren?

❏ Ja ❏ Nein

Haben Sie die Fragen 7 und 10 sowie fünf oder mehr Beschwerden von Frage 11 mit Ja beantwortet? Wenn ja, haben Sie möglicherweise eine generalisierte Angststörung. Notieren Sie auch, wann Sie solche Angstzustände zum ersten und zum letzten Mal erlebten und wie lange die längste Phase anhielt, in der Sie sich ängstlich und besorgt fühlten.

Fragen zur Agoraphobie

12. Einige Menschen haben ohne klaren Grund eine so starke Angst vor Menschenmengen, allein das Haus zu verlassen oder Bus, Auto, Eisenbahn zu benutzen, daß sie diese Situationen vermeiden oder nur unter großer Angst ertragen können. Hatten Sie jemals eine derart unbegründet starke Angst, vor Menschenmengen oder Schlange zu stehen?

❏ Ja ❏ Nein

▶ das Haus zu verlassen oder außerhalb des Hauses allein zu sein?

❏ Ja ❏ Nein

▶ sich auf öffentlichen Plätzen (Markt, Kino) aufzuhalten?

❏ Ja ❏ Nein

▶ sich im Auto, Zug, Bus oder Flugzeug zu befinden?

❏ Ja ❏ Nein

▶ oder eine Brücke zu überqueren?

❏ Ja ❏ Nein

13. Haben Sie in solchen Situationen

▶ geschwitzt oder gezittert?

❏ Ja ❏ Nein

▶ einen trockenen Mund gehabt?

❏ Ja ❏ Nein

▶ Atemnot oder Erstickungsgefühle gehabt?

❏ Ja ❏ Nein

▶ sich benommen oder einer Ohnmacht nahe gefühlt?

❏ Ja ❏ Nein

▶ befürchtet, die Kontrolle über sich selbst zu verlieren?

❏ Ja ❏ Nein

14. Hatten Sie Angst,

▶ »verrückt« zu werden?

❏ Ja ❏ Nein

▶ daß Ihnen etwas Peinliches passiert?

❏ Ja ❏ Nein

▶ daß Sie hilflos werden?

❏ Ja ❏ Nein

15. Vermeiden Sie solche Situationen wegen Ihrer Angst?

❏ Ja ❏ Nein

16. Haben Sie mit einem Arzt über diese Ängste gesprochen?

❏ Ja ❏ Nein

17. Haben Sie wegen dieser Ängste Medikamente eingenommen?

❏ Ja ❏ Nein

18. Haben diese Ängste oder hat das Vermeiden dieser Situation wesentlich in Ihr normales Leben eingegriffen?

❏ Ja ❏ Nein

19. Konnten Sie wegen dieser Ängste irgendwann einmal nicht verreisen, obwohl Sie dies gern getan hätten?

❏ Ja ❏ Nein

20. Waren Sie wegen dieser Ängste einmal einen ganzen Tag lang nicht in der Lage, Ihr Haus oder Ihre Wohnung zu verlassen?

❏ Ja ❏ Nein

Haben Sie zumindest eine der Beschwerden der Fragen 13 und 14 sowie die Fragen 18 bis 20 mit Ja beantwortet? Dann liegt bei Ihnen möglicherweise eine Agoraphobie vor. Notieren Sie auch, wann Sie zum ersten und wann zum letzten Mal eine solche Angst verspürt haben.

Fragen zur sozialen Phobie

21. Manche Menschen haben eine so unbegründet starke Angst davor, etwas in Gegenwart anderer Menschen zu tun, daß Sie solche Situationen meiden oder sie nur unter großer Angst durchstehen. Hatten Sie jemals solche starken Ängste,

▶ vor anderen Ihnen bekannten Personen zu sprechen?

❏ Ja ❏ Nein

▶ auf die Toilette gehen zu müssen (Restaurant, Kino)?

❏ Ja ❏ Nein

▶ in der Öffentlichkeit zu essen oder zu trinken?

❏ Ja ❏ Nein

▶ mit anderen zu sprechen, weil Sie möglicherweise nichts zu sagen hätten oder Unsinn von sich geben könnten?

❏ Ja ❏ Nein

▶ zu schreiben, wenn Ihnen jemand zuschaut?

❏ Ja ❏ Nein

▶ vor einer kleinen Gruppe Menschen zu sprechen?

❏ Ja ❏ Nein

22. Haben diese Ängste monatelang angedauert?

❏ Ja ❏ Nein

23. Haben Sie mit einem Arzt über diese Angst gesprochen?

❏ Ja ❏ Nein

24. Haben Sie wegen dieser Angst Medikamente eingenommen?

❏ Ja ❏ Nein

25. Hat diese Angst oder das Vermeiden dieser Situation wesentlich in Ihr normales Leben eingegriffen?

❏ Ja ❏ Nein

26. Hat diese Angst Sie jemals sehr belastet?

❏ Ja ❏ Nein

27. Hat diese Angst Sie jemals daran gehindert, eine berufliche Aufgabe zu bewältigen, eine neue Verantwortlichkeit an Ihrem Arbeitsplatz zu übernehmen oder eine neue Stelle anzutreten?

❏ Ja ❏ Nein

28. Hat diese Angst Sie jemals daran gehindert, zu einer Feier oder einer sonstigen gesellschaftlichen Veranstaltung oder zu einem Treffen zu gehen?

❏ Ja ❏ Nein

29. Wenn Sie sich in einer Angstsituation befanden oder sich vorstellten, in einer solchen Situation zu sein, wurden Sie da fast immer extrem nervös, zum Beispiel

▶ schwitzten Sie, hatten Herzklopfen oder waren kurzatmig?

❏ Ja ❏ Nein

▶ erröteten oder zitterten Sie?

❏ Ja ❏ Nein

▶ hatten Sie die Befürchtung, erbrechen zu müssen?

❏ Ja ❏ Nein

▶ oder daß Ihnen etwas sehr Peinliches passieren könnte?

❏ Ja ❏ Nein

Haben Sie die Fragen 22 oder 27 bis 29 mit Ja beantwortet? Dann haben Sie möglicherweise eine soziale Phobie. Überlegen Sie sich auch, wann solche Ängste zum ersten und wann zum letzten Mal auftraten.

Fragen zur spezifischen Phobie

Es gibt noch andere Situationen, in denen manche Menschen eine so unbegründet starke Angst verspüren, daß sie sie zu vermeiden versuchen.

30. Hatten Sie jemals eine unbegründet starke Angst
▶ vor Höhen?
❑ Ja ❑ Nein
▶ vor dem Fliegen?
❑ Ja ❑ Nein
▶ davor, Blut zu sehen?
❑ Ja ❑ Nein
▶ vor Stürmen, Donner oder Blitz? ❑ Ja ❑ Nein
▶ vor Schlangen, Vögeln, Insekten oder anderen Tieren?
❑ Ja ❑ Nein
▶ vor geschlossenen Räumen (zum Beispiel Aufzugkabinen)?
❑ Ja ❑ Nein
▶ davor, eine Spritze zu bekommen?
❑ Ja ❑ Nein
▶ davor, im Wasser (z. B. Swimmingpool, Meer) zu sein?
❑ Ja ❑ Nein
▶ vor irgendwelchen anderen Situationen?
❑ Ja ❑ Nein

31. Hat eine dieser Ängste Monate oder gar Jahre angedauert?
❑ Ja ❑ Nein

32. Haben Sie mit einem Arzt über diese Ängste gesprochen?
❑ Ja ❑ Nein

33. Haben Sie wegen dieser Angst Medikamente eingenommen?
❑ Ja ❑ Nein

34. Hat diese Angst oder das Vermeiden dieser Situation wesentlich in Ihr normales Leben eingegriffen?
❑ Ja ❑ Nein

35. Hat diese Angst Sie jemals sehr belastet?
❑ Ja ❑ Nein

36. Hat die Angst Sie jemals daran gehindert, eine berufliche Aufgabe zu bewältigen, eine neue Verantwortlichkeit an Ihrem Arbeitsplatz zu übernehmen oder eine neue Stelle anzutreten?
❑ Ja ❑ Nein

37. Hat die Angst Sie jemals daran gehindert, zu einer Feier oder einer sonstigen gesellschaftlichen Veranstaltung zu gehen?
❑ Ja ❑ Nein

38. Wenn Sie sich in einer Angstsituation befanden oder wenn Sie an eine solche Situation dachten,
▶ wurden Sie da fast immer nervös oder »panisch«?
❑ Ja ❑ Nein

▶ schwitzten Sie?

      ❏ Ja   ❏ Nein

▶ hatten Sie Herzklopfen?

      ❏ Ja   ❏ Nein

▶ waren Sie kurzatmig?

      ❏ Ja   ❏ Nein

Haben Sie die Fragen 31, 34 bis 36 oder 37 und 38 mit Ja beantwortet? Dann haben Sie möglicherweise eine spezifische Phobie. Überlegen Sie auch, wann solche Ängst zum ersten und wann zum letzten Mal auftraten.

Am Ende dieses Fragebogens zur Selbsteinschätzung möchten wir Sie allerdings nochmals daran erinnern, daß eine genaue Diagnostik von Angsterkrankungen ein persönliches Gespräch mit Ihrem Arzt beziehungsweise einem Nervenarzt, einem Psychologen oder einem Psychotherapeuten erfordert.

Angststörungen können gut und erfolgreich behandelt werden – durch Sie selbst und eine entsprechende ärztliche und psychologische Unterstützung.

Literatur

Brasch, Christine/Richberg, Inga-Maria: Panikattacken – Angst ohne Grund? Ursachen, Therapie, praktische Tips zur Selbsthilfe. Mosaik, München 1996.

Hoffmann, Nicolas: Wenn Zwänge das Leben einengen. Zwangsgedanken und Zwangshandlungen – Ursachen, Behandlungsmethoden und Möglichkeiten der Selbsthilfe. PAL-Verlag, Mannheim 1990.

Lindemann, Hannes: Autogenes Training. Der Klassische Weg zu Leistungskraft, Gesundheit und Lebensfreude. Mosaik, München 1996.

Marks, Isaac: Ängste verstehen und bewältigen. 2. Auflage. Herausgegeben von Patrizia Winter. Springer, Berlin 1993.

Mathews, Andrew/Gelder, Michael/Johnston, Derek (deutsche Bearbeitung: Hand, Iver/Fisser-Wilke, Cornelia): Platzangst. Ein Übungsprogramm für Betroffene und Angehörige. 2. Auflage. Karger, Basel 1994.

Ohm, Dietmar: Progressive Relaxation – Tiefmuskelentspannung nach Jacobson. Einführung und Übungen, Kombinationsmöglichkeiten mit dem autogenen Training. Trias, Stuttgart 1992.

Wittchen, Hans-Ulrich et al.: HEXAL-Ratgeber Depression. Karger, Basel 1995.

Wlazlo, Zygmunt: Soziale Phobie. Karger, Basel 1995.

Wegweiser zur Behandlung und Adressen

Ihre erste Anlaufstelle sollte auf jeden Fall Ihr Hausarzt sein, der Sie möglicherweise zuerst zu einer genaueren diagnostischen Abklärung an einen Nervenarzt oder direkt an einen Diplompsychologen oder Psychotherapeuten verweist.

Hausärzte haben in ihrer Alltagspraxis selten genügend Zeit und Raum, um eine umfassende Angstbehandlung durchzuführen. Auch sind vielen Ärzten keine qualifizierten Psychologen und Psychotherapeuten bekannt, um Ihnen zum Beispiel eine erfolgversprechende Verhaltenstherapie sofort vermitteln zu können. In diesem Fall müssen Sie in Absprache mit Ihrem Hausarzt vielleicht selbst tätig werden und sich über Behandlungsmöglichkeiten informieren.

Wie können Sie dabei vorgehen? Sollten Probleme auftreten, können Sie sich an Ihre Krankenkasse wenden. Alle Krankenkassen führen Listen qualifizierter Diplompsychologen und Psychotherapeuten, die für Verhaltenstherapie und andere Psychotherapieverfahren zugelassen sind. Nur bei diesen zugelassenen Therapeuten übernimmt Ihre Krankenkasse die Behandlungskosten. Allerdings haben einige Krankenkassen auch Sonderregelungen, zum Beispiel die Techniker-Krankenkasse oder die AOK. Sonderregelungen kommen vor allem dann zum Tragen, wenn in Ihrer direkten Umgebung nur wenige qualifizierte Therapeuten verfügbar sind oder extrem lange Wartezeiten auf einen Therapieplatz bestehen.

Ihr Therapeut wird vor der Aufnahme der Therapie in der Regel ein vertrauliches Gutachten erstellen, aus dem die ungefähre Behandlungsdauer und der Therapieplan hervorgehen. Das heißt, daß Sie im allgemeinen zunächst einige diagnostische Sitzungen bei Ihrem Therapeuten haben. Dann ergibt sich in der Regel eine Wartezeit, bis das Gutachten ausgewertet ist und die Kostenübernahmeerklärung vorliegt.

Sollte Ihre Krankenkasse keine befriedigende Auskunft geben können, dann wenden Sie sich in Ausnahmefällen auch an:

▶ Berufsverband Deutscher Psychologen e.V. (BDP)
Heilsbachstraße 22
53123 Bonn
Telefon 02 28/64 10 54
▶ Kassenärztliche Bundesvereinigung
Herbert-Lewin-Straße 3
50931 Köln
Telefon 02 21/4 00 50

Auskünfte über Therapiemöglichkeiten bei Angststörungen erteilt auch die Christoph-Dornier-Stiftung mit folgenden Adressen:
▶ Christoph-Dornier-Stiftung für Klinische Psychologie
Ernst-Giller-Straße 20
35039 Marburg
Telefon 0 64 21/28 57 40
▶ Christoph-Dornier-Centrum für Klinische Psychologie
Tibusstraße 7-11
48143 Münster
Telefon 02 51/4 81 04 00

Privatbehandlung

Sollten Sie aus persönlichen Gründen eine private Behandlung psychologischer Art (Verhaltenstherapie) wünschen, deren Kosten Sie dann allerdings selbst übernehmen müssen, können Sie sich auch direkt an einzelne Therapeuten wenden. Achten Sie in diesem Fall darauf, daß es sich um einen beruflich qualifizierten Psychologen handelt, der den Titel Dipl.-Psych. führt und entsprechende Zusatzqualifikationen angibt. Dies erkennen Sie an Bezeichnungen wie »Klinische Psychologie«, »BDP« oder am Zusatz »Verhaltenstherapie«.

Selbsthilfegruppen

Bei folgenden Adressen können Sie sich über Selbsthilfegruppen in Ihrer Region informieren:
▶ Kontakt- und Informationsstelle für Selbsthilfegruppen (KISS)
Fuhlsbütteler Straße 401
22309 Hamburg
Telefon 0 40/6 31 11 10
▶ MASH
Münchner Angst-Selbsthilfe e. V.
Bayerstraße 77a/Rgb.
80335 München
Telefon 0 89/5 43 80 80

Diese Stellen können Ihnen nicht nur angstspezifische Selbsthilfegruppen, sondern auch Hilfen bei anderen psychischen Problemen vermitteln. Erfahrungsgemäß ist die Arbeitsweise und Qualität der verschiedenen Selbsthilfegruppen sehr unterschiedlich. Bitte beachten Sie, daß uns auch nicht bekannt ist, in welchem Umfang die neuen Prinzipien der Angstbehandlung bei diesen Selbsthilfegruppen vermittelt werden.

Register